中医名家经典著作丛书

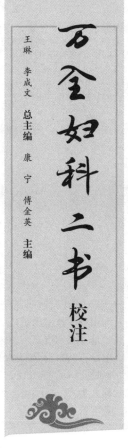

王琳 李成文 总主编

康宁 傅金英 主编

万全妇科二书 校注

河南科学技术出版社

·郑州·

图书在版编目（CIP）数据

万全妇科二书校注/王琳，李成文总主编；康宁，
傅金英主编. —郑州：河南科学技术出版社，2019.12
ISBN 978-7-5349-9713-6

Ⅰ.①万… Ⅱ.①王… ②李… ③康… ④傅…
Ⅲ.①中国妇科学-中国-明代 Ⅳ.①R271.1

中国版本图书馆 CIP 数据核字（2019）第 217710 号

出版发行：河南科学技术出版社
　　　　　地址：郑州市郑东新区祥盛街 27 号　邮编：450016
　　　　　电话：（0371）65788613　65788629
　　　　　网址：www.hnstp.cn
责任编辑：邓　为
责任校对：董静云
封面设计：中文天地
责任印制：朱　飞
印　　刷：郑州市毛庄印刷厂
经　　销：全国新华书店
开　　本：850mm×1168mm　1/32　印张：7.25　字数：180 千字
版　　次：2019 年 12 月第 1 版　　2019 年 12 月第 1 次印刷
定　　价：38.00 元

本书编写人员名单

总主编　王　琳　李成文
主　编　康　宁　傅金英
编　委　李景新　李晓雨

万全（1499—1582），字事，名全仁，号密斋，湖北罗田（今湖北省罗田县）人，祖籍江西豫章，明代著名医学家。

万氏出身中医世家，幼习举子业，获廪生，终因仕途不利，转而继承家学，潜心《灵枢》《素问》，精研岐黄，荟萃众长，提出"脾胃虚弱，百病蜂起"之说；临证主张以望色为先，问诊次之，主要问其好恶，曾服何药，便于和脉症相参，做出正确诊断；而且处方时告诉病人其方药功效。精于养生、儿科、妇科，编纂《万氏妇人科》《广嗣纪要》《幼科发挥》《片玉心书》《育婴秘诀》《痘疹心法》《片玉痘疹》《保命歌括》《伤寒摘锦》《养生四要》等，为中医学发展做出了重要贡献。其中《万氏妇人科》《广嗣纪要》两书深入探讨妇人生理特点与病理变化特征，总结调经、止带、种嗣、保胎、养胎、育麟、通乳、妊娠病和产后病的防治经验，尤其是孕前调养、孕期调养、产后养护措施，对优生优育、胎养胎教等具有重要指导意义。

今将《万氏妇人科》《广嗣纪要》合为一集，以利于窥其妇产科学术经验与用药之秘。

本次校注，《万氏妇人科》以清·顺治甲午万达刻本为底本，以清·康熙五十三年（1714年）大兴堂本为主校本，以清·康熙五十一年（1712年）视履堂本为参校本，以《内经》通行本为旁校本整理而成。《广嗣纪要》以清·顺治甲午万达刻本为底本，以清·乾隆四十三年（1778年）忠信堂刻本为主校本，以清·康熙五十一年（1712

年）视履堂本为参校本，以《内经》《金匮要略》《诸病源候论》《脉经》《左传》通行本为旁校本整理而成。

王琳　李成文

2017 年 5 月

凡例

1. 采用现代标点方法，对原书进行重新句读。

2. 原书中繁体字、异体字、俗写字，径改为规范简体字，不出校记。

3. 原书通假字予以保留，以"……通……"，出注说明。

4. 对难字、生僻字词加以注音及注释。若原文为冷僻字而未经规范简化者，则保留原文不予校改。

5. 同一含义（用法）的字、词需多次出注者，只在首见处出注。

6. 因书改横排，原"右""左"现为方位词上、下之义者，径改为"上""下"。原书"藏""府"字义为"脏""腑"时，以"脏""腑"律齐。

目录

万氏妇人科

原著　明·万全

卷之一

立科大概

夫男女者，均禀天地之气以生，有生之后，男则气血俱足，女则气有余而血不足也。至于受病，外感内伤之症未尝不同。但女则别有调经、胎前、产后之治，此所以更立一科也。调经专以理气补心脾为主，胎前专以清热补脾为主，产后专以大补气血行滞为主。此妇人科调治之大略云。

济阴通元赋概论八条

阴阳异质，男女殊科，特立专门之证治，以救在室之沉疴。因其血之亏也，故调之必使流通；因其气之盈也，故抑之不使郁遏。体本娇柔，性最偏颇。肥白者多痰，瘦黑者多火。胃太过者气结，养不足者血涸。专宠爱者，治合异乎孤另[1]；饫膏粱者，瘵[2]莫同于藜藿。月事时下兮，如朝夕[3]之应期；

---

①另：视履堂本作"冷"。
②瘵：视履堂本作"疗"。
③朝夕：通"潮汐"。

血海尝④满兮，似江汉之流波。谓之无病，可以勿药。或不及期而先来兮，气有余而血易亏；或过期而后来兮，气不足而血本弱。花气淡淡兮，由血室之水虚；桃浪紫色兮，被胞户之火灼。经未行而腹痛兮，气滞血涩而可调；经已行而腹痛兮，和气养血而勿错。或一月再行兮，邪火迫而气血不藏；或数月而一行兮，元气亏而生化不多。皆是损真之症，贵在调理之和。满而不泄兮，为经闭，为血枯，为癥瘕；泄而不满兮，为崩中，为带下，为漏浊。常满者恶其中满，常泄者虑其气脱。脉惟喜于芤涩，诊切忌乎洪数。或隐忍而病盛兮，愚妇自速其亡；妄攻补而病增兮，庸医反助其虐。

经候既调，男女可合。不出三日之期，宜践应候之约。乾辟坤阖⑤，阳唱阴和。滴秘露⑥于花枝兮，玉粒可结；鼓春风于桃浪兮，金鳞自跃。阴包阳兮，则丹桂发芽；阳包阴兮，则红莲吐萼。天地之大义，生民之本始，勿谓刍荛之言，作诙谐而笑谑。

震风之喜有征，妊娠之脉必确。尺数关滑而寸盛，阳搏阴别而雀跃。精神虽倦兮，桃腮更妍。饮食粗恶兮，天癸不落。无妨恶阻之害，所慎漏胎之浊。热常要清，脾不可弱。热若盛兮而胎动不安，脾若虚兮而胎危易堕。惟以安胎为本，其余杂证治为末。斯先哲之格言，宜后人之守约。

子悬，急痛而勿疑；子痫，卒倒而可愕；子满，胎肥而气壅；子疟，脾虚而气弱。子烦，子淋兮，胎热所为。子肿，子气兮，胎水所作。子嗽，子痢兮，病转剧而胎损。伤寒，伤食

---

④尝：视履堂本作"常"。
⑤乾辟坤阖：视履堂本作"乾辟坤合"。
⑥秘露：视履堂本作"秋露"。

兮，病苦多而成恶。常惨常笑兮，肺气结而非祟⑦。暴哑不语兮，心血虚而勿药。胎若肥而瘦胎速进⑧，脉怕微而诊脉休错。

怀胎之后，禁忌不可少犯。临产之前，戒慎乃为要约。预备药物，审择稳婆。禁哗去疑兮，恐产母之心动。居安守静兮，令产母之气和。儿身未转兮，坐草⑨不宜太早。胎浆既破兮，使力未可太过。或逆或横兮，在稳婆之妙手。若迟若留兮，系催生之圣药。

医药之系匪轻，母子之命所托，差之毫厘，甚于水火。胎衣未下兮，取之有道。恶露未下兮，去之勿过。血迷血晕兮，生死存乎呼吸。血胀血痛兮，攻击戒乎挥霍。但以补虚为主，莫因他病而讹。药喜甘温兮，切忌苦寒。脉宜和缓兮，最嫌洪数。

恶阻各归于脏腑，诸病似乎障魔。头旋而常见黑花兮，乙木之病。声哑而乍见鬼神兮，丁火之痾。脐下痛而或淋或秘⑩兮，沟渎塞于污淤。腹中痛而或胀或肿兮，仓廪积乎陈莝。息逆而喘嗽不宁兮，因犯素天之气。腰疼而俯仰不利兮，乃冲元海之波。烦热兮，责其血去而阴虚。羸怯兮，知其蓐劳而气弱。能详察夫症候，斯可议乎方药。

经候不调兮，乌鸡可投。天癸或阻兮，苍莎宜托，地黄补肾兼行，参术养脾莫却。三补凉血兮，专治崩中之药。补中暖宫兮，能固带下之脱。安胎胡连兮，在妊娠为最宜。瘦胎达生

---

⑦祟：视履堂本作"祟"。当从。

⑧瘦胎：此下视履堂本有"之药"二字。

⑨坐草：临产，分娩。因古代产妇临产时，或坐于草蓐上分娩，故名。
　明·郎瑛《七修类稿·辩证上·谚语始》曰："今谚谓临产曰坐草。"

⑩秘：视履堂本作"闭"。

兮，视形症而休错。黑神去恶露而可取胎衣，十全补虚赢而能除阴火。临病审证兮，请观设问之辞。举一该百兮，勿讶立言之约。吐露灵府之珠玑，掣开医门之锁钥。

调经章概论五条

谨按：经云，女子二七而天癸至，冲任满盛①，月事以时下，乃有期候。得其常候者为无病，不可妄投调经之剂。苟或不及期而经先行者，或过期而经后行者，或一月而经再行者，或数月而经一行者，或经闭不行者，或崩者，或漏下者，此皆失其常候，不可不调也。大抵调治之法，热则清之，冷则温之，虚则补之，滞则行之，滑则固之，下陷则举之。对症施治，以平为期。如芩连栀柏，清经之药也；丁桂姜附，温暖之药也；参术归茯②，补虚之药也；川芎、香附、青皮、元胡，行滞之药也；牡蛎、赤石脂、棕榈炭、侧柏叶，固精之药也；升麻、柴胡、荆芥、白芷，升举之药也。随其症而用之，鲜有不效者矣。

妇人经候不调有三：一曰脾虚，二曰冲任损伤，三曰脂痰凝塞。治病之工，不可不审。

脾胃虚弱者，经曰：二阳之病，发于心脾，女子经病③。夫二阳者，阳之海，血气之母也④。惟忧愁思虑则伤心，心气

①冲任满盛：《内经》通行本作"任脉通，太冲脉盛"。
②茯：视履堂本作"芪"。当是。
③女子经病：视履堂本作"有不得隐曲，女子不月"。
④阳之海，血气之母也：大兴堂本作"手足阳明胃大肠也，胃主受纳五谷，长养气血，灌溉脏腑，流行经隧，乃水谷之海，血气之母也"。

受伤，脾气失养，郁结不通，腐化不行，胃虽能受，而所谓长养灌溉流行者，皆失其令矣。故脾胃虚弱，饮食减少，气日渐耗，血日渐少，斯有血枯、血闭及血少、色淡、过期始行、数月一行之病。

冲任损伤者，经曰：气以煦之，血以濡之。故气行则血行，气止则血止也。女子之性，执拗偏急，忿怒妒忌，以伤肝气。肝为血海冲任之系。冲任失守，血气妄行也。又褚氏曰：女子血未行而强合以动其血，则他日有难名之疾。故女未及二七天癸之期，而男子强与之合，或于月事适未断之时，而男子纵欲不已，冲任内伤，血海不固。由斯二者，为崩为漏，有一月再行，不及期而行者矣。

脂痰凝塞者，盖妇女之身，内而肠胃开通，无所阻塞，外而经隧流利，无所碍滞，则血气和畅，经水应期。惟彼肥硕者，膏脂充满，元室之户不开；挟痰者，痰涎壅滞，血海之波不流。故有过期而经始行，或数月而经一行，及为浊，为带，为经闭，为无子之病。

不及期而经先行

如德性温和，素无他疾者，责其血盛，且有热也。用：

赤芍　生地　知母　麦冬　地骨皮各一钱　归身　川芎各七分　甘草五分

水煎，空心服。

如性急躁，多怒多妒者，责其气血俱热，且有郁也。用：

归身　川芎　白芍各一钱　生地七分　条芩炒　黄连炒　香附炒、研，各一钱　生草五分

水煎服。

如形瘦素无他疾者，责其血热也。用四物加芩连汤。四物

内加芩连俱炒各一钱，生草五分，水煎，食前服。兼服三补丸和之。

四物汤

归身　川芎　白芍　生地

三补丸

专治血热。
黄芩　黄连　黄柏俱炒，各等分
蜜丸，白汤下。
如形瘦素多疾且热者，责其冲任内伤也。用：
归身　白芍　熟地　人参　知母　麦冬各一钱　川芎七分
炙草五分
姜枣引。水煎，食前服。更宜常服地黄丸。

地黄丸

治女子冲任损伤，及肾虚血枯血少血闭之症。
熟地八两　山药四两　山茱萸去核取肉，四两　白茯三两
牡丹皮去骨，三两　泽泻去毛，三两
用蜜为丸，空心白汤下。
如曾误服辛热暖宫之药者，责其冲任伏火也。用：
归身一钱　川芎七分　赤芍　生地各一钱　黄柏炒　知母
木通各一钱　生草五分
水煎，食前服。更服三补丸和之。
如形肥多痰多郁者，责其血虚气热也。用：

归身　川芎　生地各七分　陈皮去白　半夏滚水泡，各五分
白茯　生草各五分　条芩炒　香附便炒　黄连炒，各一钱
姜引，水煎服。

经过期后行

如德性温和，素无疾者，责其血虚少也，八物汤主之。

川芎　白芍　人参　茯苓　归身　生草　生地　白术各
等分

姜枣引。水煎，食后服。

如性急躁，多怒多妒者，责其气逆血少也，八物加香附汤
主之。加香附便炒、青皮等分，水煎服。兼常服苍莎丸以
调之。

苍莎丸

和中开郁。

苍术米泔水浸　香附童便浸一日夜，各三两　条芩酒炒，一两

共为末，汤浸，蒸饼为丸，白汤下。

如形瘦素无他疾者，责其气血俱不足也，用十全大补汤主
之。此药治气血两虚，脾胃不足。

人参　白术土炒　茯苓　甘草蜜炙　当归　川芎酒炒　白
芍酒炒　熟地　黄芪蜜炙，各一钱　肉桂五分

姜枣引，水煎服。

如形瘦食少，责其脾胃衰弱，气血虚少也，用异功散加当
归川芎汤主之。此汤专补脾胃，进饮食，养气血。

人参　白术　白茯　炙草　陈皮　归身　川芎各一钱

姜枣引。兼服地黄丸。

如肥人及饮食过多之人，责其湿痰壅滞，躯肢迫寒也。用六君子加归芎汤主之。

人参　白术　茯苓　炙草　陈皮　半夏　归身　川芎　香附各一钱

姜引。兼服苍莎丸。

如素多痰者，责其脾胃虚损，气血失养也。用参术大补丸，即参苓白术散加归芎地黄丸。

人参五钱　白术　白茯　陈皮　莲肉　归身各七钱五分　炙草三钱　山药一两　砂仁　川芎　石菖蒲各五钱

共末，薄荷包米煮饭为丸。米饮下。

一月而经再行

如性急多怒气者，责其伤肝，以动冲任之脉，用四物加柴胡汤主之。

归身　川芎　白芍　生地　柴胡　人参　条芩　生草　黄连

煎服。更宜常服补阴丸，以泻冲任之火。

补阴丸

黄柏　知母去皮毛，炒，各等分

蜜丸。每服五十丸。

如曾服辛热之药者，用四物汤加黄柏知母汤及三补丸主之。

如曾伤冲任之脉者，用四物人参知母麦冬汤及地黄丸主之。

数月而经一行

瘦人，责其脾胃弱，气血虚，用十全大补汤及地黄丸主之。

肥人，责其多痰兼气血虚，用六君子加苍莎导痰丸主之。

人参　川芎　半夏各七分　甘草五分　白术　白茯　陈皮
苍术米泔水浸　归身　香附便炒　枳壳各一钱

姜引。

苍莎导痰丸

苍术　香附各二两　陈皮　白茯苓各一两五钱　枳壳　半夏
南星　炙草各一两

生姜自然汁浸饼为丸。淡姜汤下。

经行或前或后

悉从虚治，加减八物汤主之。

人参　白术　茯苓　炙草　当归　川芎　白芍　陈皮　丹
参　香附　丹皮各一钱

姜枣引。

乌鸡丸

此丸专治妇人脾胃虚弱，冲任损伤，血气不足，经候不调，以致无子者，服之屡验。

白乌骨雄鸡一只，要未骟⑮者，以粳米喂养七日，勿令食虫蚁野物，吊死，去毛并杂细，以一斤为率，用生地、熟地、天冬、麦冬各二两，放鸡肚中，甜美醇酒十碗，入沙罐煮烂，取出，再用桑柴火上焙。去药，更以余酒淹尽，焙至焦枯，研，罗为末。再加杜仲盐水炒去丝，一两，人参、炙草、肉苁蓉酒洗、破故纸炒、小茴炒各一两，归身、川芎、白术、丹参、白茯各二两，香附醋浸三日，焙四两，砂仁一两。共研末，和上末，酒调，面糊为丸。每服五十丸，空心温酒下，或米饮下。

经后⑯腹痛

凡经水将行，腰胀腹痛者，此气滞血实也，桃仁四物汤主之。

归尾　川芎　赤芍　丹皮　香附　元胡索各一钱　生地红花各五分　桃仁二十五粒

水煎。如瘦人责其有火，加黄连炒、黄芩炒各一钱；肥人责其有痰，加枳壳、苍术各一钱。

凡经水过后，腹中痛者，此虚中有滞也，加减八物汤主之。

人参　白术　茯苓　归身　川芎　白芍　生地各一钱　炙甘草　木香各五分　青皮七分　香附醋炒，一钱

姜枣引。

经水多少

瘦人经水来少者，责其血虚少也，四物加人参汤主之。

---

⑮骟（dūn，吨）：阉割。
⑯后：视履堂本作"期"。

人参　归身　川芎　白芍　生地　香附便炒　炙草各一钱

姜枣引。

肥人经水来少者，责其痰碍经隧也，用二陈加芎归汤主之。

陈皮　白茯　归身　川芎　香附便炒　枳壳各一钱　半夏八分　甘草五分　滑石二分⑰

姜引。

凡经水来太多者，不问肥瘦，皆属热也，四物加芩连汤主之。

归身　白芍　知母　生地　条芩　黄连各一钱　川芎　熟地各五分　黄柏七分

兼服三补丸。

经水紫色淡色

色紫者热也，四物加香附黄连汤主之。

归尾　川芎　赤芍　香附　生地　黄连　生草　丹皮各一钱

色淡者，虚也，八物汤主之⑱。

人参　白术　白茯　归身　川芎　白芍　熟地　黄芪蜜炙　香附各一钱　炙草五分

姜枣引。更常服地黄丸。

以上各例调经之法，并宜于经候行时，连进十余服，则下次经候，自不愆矣。若丸药，则宜常久服之，乃效。

---

⑰二分：大兴堂本作"一分"。

⑱八物汤主之：大兴堂本作"八物汤加香附炙草主之"。义长。

经闭不行

妇人女子，闭经不行，其候有三：乃脾胃损伤，饮食减少，气耗血枯而不行者，法当补其脾胃，养其血气，以待气充血生，经自行矣。不可妄用通经之剂，则中气益损，阴血益干，致成痨瘵之疾而不可救。所谓索千金于乞丐，棰楚⑲日加，徒毙其生而已。一则忧愁思虑，恼怒怨恨，气郁血滞，而经不行者，法当开郁气，行滞血而经自行。苟用补剂，则气得补而益结，血益凝聚，致成癥瘕胀满之疾，所谓养虎自遗患也。一则躯肢迫塞，痰涎壅滞，而经不行者，法当行气导痰，使经得行。斯谓之良工矣。

如因脾胃损伤，血枯不行者，用加减补中益气汤主之。

人参　白术各二钱　黄芪炙　柴胡各七分　炙草五分　归身　白芍酒洗　川芎　陈皮各一钱　神曲炒　麦芽炒，各五钱

姜枣引。更宜服前参术大补丸、乌鸡丸，以经行为度。

如因气郁血闭不行者，用开郁二陈汤主之。

陈皮　白茯　苍术　香附　川芎各一钱　半夏　青皮　莪术　槟榔各七分　甘草　木香各五分

姜引。更宜服四制香附丸，以行经为度，此丸乃妇人常用之要药也。

四制香附丸

香附一斤净，杵，分四制，酒、醋、盐水、童便各浸三日，焙研

---

⑲棰楚：古代打人用具，引申为杖刑的通称。棰，木棍；楚，荆杖。

乌药八两

共末，醋糊为丸，白汤下。

如因痰者，用前苍莎导痰丸主之。更服上开郁二陈汤，去莪术，加枳壳一钱，服之。

有愆期未嫁之女，偏房失宠之妾，寡居之妇，庵院之尼，欲动而不能得遂，憾愤而不能得伸，多有经闭之疾，此四种人治更不同。含羞强忍，不欲人知，致成痨瘵之病，终不可救者，宜用四制香附丸、参术大补丸，攻补兼行，庶几可瘳。此七情之变，无以法治者也。轻者可治，重不可治，可以治病，不可治心矣。

有经闭不行，骨蒸潮热，脉虚者，增减八物柴胡汤主之。

人参　白茯各一钱　炙草五分　归身　白芍　生地　麦冬　知母　柴胡

有汗加地骨皮，无汗加牡丹皮各二钱，淡竹叶十五片，煎服。凡妇人血虚有热者，皆可服之。如热太甚，服此不来者，加黑干姜一钱，神效。

有经闭发热，咽燥唇干，脉实者，用四物凉膈散主之。

归身　川芎　赤芍　生地　黄芩酒炒　黄连酒炒　山栀炒黑　连翘　桔梗各一钱　生草　薄荷叶各五分　竹叶十片

凡血实形盛，脉有力者，皆可服之。

附：石瘕

石瘕者，因行经之时，寒气自阴户而入，客于胞门，以致经血凝聚，月信不行，其腹渐大，如孕子状。妇人壮盛者，半年之后，小水长而消矣；若虚怯者，必成肿病。温经汤主之。

归身　川芎　赤芍　莪术　人参各一钱　炙草五分　川牛膝　故纸　小茴炒，各二钱姜枣引。更宜常服香附丸。

附：肠覃⑳

肠覃者石瘕、肠覃之辨，在经之行与不行耳，因经行之时，寒气自肛门而入，客于大肠，以致经血凝涩，月信虽行而血却少，其腹渐大，如孕子状，为胎漏状。壮盛妇人，半年以后，气盛而除，阴怯㉑者，必成胀病。桂枝桃仁汤主之。

桂枝　槟榔各一钱五分　白芍　生地　枳壳各一钱　桃仁二十五粒　炙草五分

姜枣引。更宜常服四制香附丸。

已㉒上二症，载《灵枢经》内，人鲜知者，女科未载焉，特表而出之。

崩漏章

妇人崩中之病，皆因中气虚，不能收敛其血，加以积热在里，迫血妄行，故令经血暴下而成崩中。崩久不止，遂成漏下。叔和《脉诀》云：崩中日久为白带，漏下时多，肾水枯也。治有三法，初止血，次清热，后补其虚，未有不痊者也。如此二语，可以治崩矣。止血、清热、补虚，至法也。

---

⑳肠覃：古病名。指妇女下腹部有块状物，而月经又能按时来潮的病证。
㉑阴怯：视履堂本作"虚怯"。当是。
㉒已：通"以"。

崩

凡妇人女子，初得崩中暴下之病者，宜用止血之剂，乃急则治其标也。四物汤调十灰散服之，以血止为度。

十灰散

止血之法也

藕节　莲蓬　艾叶　棕榈　大小蓟根　侧柏　干姜　油发　干漆

上十味，各烧存性，为灰，等分，和匀，每服三钱。或用醋煮糯米粉为丸，每服百丸。不喜服者用之，止血即服清热之剂，用凉血地黄汤主之清热之法。

生地　当归各一钱　黄连　黄柏　知母　藁本　川芎　升麻各五分　柴胡　羌活　防风各七分　黄芩　炙草　细辛　荆芥穗　蔓荆子各四分　红花一分

煎服。如血未尽，再吞十灰丸。

血已止，里热已除，宜用补中之剂，加味补中益气汤主之补虚之法。

黄芪炙　人参　白术　陈皮　归身　白芍酒炒　熟地各一钱　炙草　白茯　升麻　柴胡　知母　黄柏炒，各五分

姜枣引。更宜早服地黄丸，夕服参术大补丸。以平为期。

漏

如崩久成漏，连年不休者，此中气下陷，元气不固也，宜用前加味补中益气汤，兼服鹿角霜丸补之。

川芎七钱　香附醋制，二两　炙草五钱　川续断一两半　鹿角霜　柏子仁去壳，炒　归身　茯神　龙骨煅　阿胶蛤粉炒成珠，各一两

共末，山药五两，研作糊为丸。每服五十丸，空心温酒下。

附：经血妄行

如经血妄行，或吐血，或唾血㉓，或口内血腥，用前四物凉膈散，加生韭自然汁服之。

赤白带下

带下之病，妇女多有之。赤者属热，兼虚兼火治之；白者属湿，兼虚兼痰治之。年久不止者，以和脾胃为主，兼升提。大抵瘦人多火，肥人多痰，要知此候。

赤带，用前四物加芩连汤，再加升麻、丹皮主之，兼服三补丸。

白带，用加味六君子汤主之。

陈皮　半夏　苍术米泔水浸　人参各一钱　白术一钱五分　白茯一钱二分　炙甘草七分　升麻　柴胡各五分

姜引。兼服苍莎导痰丸。

带久不止者，专以补虚为主，宜服十全大补汤，去地黄，加陈皮、半夏、干姜。更服参术大补丸，以补脾胃之虚，及服补宫丸，以固下元之脱。

㉓唾血：大兴本作"咳血"。

补宫丸

鹿角霜　白茯　白术　白芍　白芷　牡蛎煅，童便炒　山药　龙骨煅　赤石脂各等分　干姜炒，减半

醋糊丸。空心米饮下。

白浊、白淫、白带辨症

妇人常有白浊、白淫、白带之疾，症虽不同，治亦有别。白带者，时常流出，清冷稠黏，此下元虚损症也，用止带久不止之法治之。白浊者，浊随小便而来，浑浊如泔，此胃中浊气渗入膀胱也，加味二陈汤主之㉔。

陈皮　半夏　白茯　白术　苍术　益智仁盐水炒，研，各一钱　炙草五分　升麻　柴胡各七分

姜引。

附：遗白带方

酒煮白果三升，去心去膜，晒干为末，每服二钱，白水下。

白淫者，常在小便之后而来，亦不多，此男精不摄，滑而自出，不须治而自愈。

㉔加味二陈汤主之：此下视履堂本有"白淫者，常在小便之后，此男精不摄，滑而自出也。不须治即自愈"二十五字。

温经汤

妇人行经之时，连服三剂，易能成孕。

陈皮一钱　半夏一钱　生地一钱　归尾二钱　川芎八分　白芍八分　红花八分　秦艽八分　乌药八分　香附一钱半　木通三分　青皮七分

姜引。水煎服。

种子章十三条

无男女，乾坤几乎息矣。男女配匹，所以广嗣，厥系匪轻，勿谓无预于人事。生育者，必阳道强健而不衰，阴癸应候而不愆。阴阳交畅，精血合凝，而胎元易成矣。不然，阳衰而不能下应乎阴，阴亏而不能上从乎阳，阴阳乖离，是以无子。虽云天命之有定，抑亦人事未尽欤！

故种子者，男则清心寡欲以养其精，女则平心定气以养其血，补之以药饵，济之以方术，是之谓人事之当尽也。何谓男贵清心寡欲？盖形乐者易盈，志乐者易荡。富贵者之人，不知御神，则荡必倾，不知御形，则盈必亏。此清心寡欲，为男子第一紧要也。何谓女贵平心定气？盖女子以身事人，而性多躁，以色悦人，而情多忌，稍不如意，即忧思怨怒矣。忧则气结，思则气郁，怨则气阻，怒则气上。血随气行，气逆血亦逆。此平心定气，为女子第一紧要也。药饵维何？男子宜服地黄丸，以补左肾之阴，加杜仲、苁蓉、巴戟、补骨脂、沉香，以补右肾之阳；女子宜服乌鸡丸，以养其气血，调其经候，斯为得理。若彼桂、附、丹皮㉕，动火耗阳，损血消阴之剂，一切远之。何谓济之以方术？如种子之歌，素女之论是也，宜博求之。

女子无子，多因经候不调。药饵之辅，尤不可缓。若不调其经候而与之治，徒用力于无用之地。此调经为女子种子紧要也。

如肥盛妇人，禀受甚厚，及恣于酒食之人，经水不调，不能成胎，谓之躯脂满溢，闭塞子宫。宜行湿燥痰，用前苍莎导痰丸、四制香附丸。

如瘦怯性急之人，经水不调，不能成胎，谓之子宫干涩无血，不能摄受精气。宜凉血降火，用地黄㉖、三补丸调之。

如素有浊漏带下之人，经水不调，不能成胎，谓之下元虚惫，不能聚血受精。宜补虚涩脱，用前乌鸡丸、补宫丸调之。

种子歌云：三十时辰两日半，二十八九君须算。落红满地㉗是佳期，经水过时空霍乱。霍乱之时枉费工，树头树底觅残红。管取芳花能结子，何忧丹桂不成丛。此盖言经水尚未行之时，血海正满，子宫未开，不能受精以成其孕。经水既行，则子宫开，血海净，斯能受其精矣。然亦自经初行之时，计算至三十个时辰，足恰两日半，欲种子贵当其时。故一日、二日、三日与之交，则多生男；四日、五日、六日与之交，则多生女。七日后，子宫复闭，不必再交矣。

妇女阴质，取象于月。若自朔至望，经水行不失其候者，结孕易生子多寿，以月光渐生，月轮渐满也；若自望至晦，经水行或失其期者，胎难结生子多夭，以月光渐消，月廓渐空

㉕丹皮：视履堂本作"丹石"。当是。
㉖地黄：视履堂本作"地黄丸"。
㉗满地：视履堂本作"已尽"。

也。此造化之理，可与懵者道之乎？《素问论》[23]中，男有三至，女有五至。如男至而女未至，玉体才交，琼浆先吐，虽能下应乎阴而阴不从也；如女至而男未至，则桃浪先翻，玉露先滴[29]，虽能上从乎阳，而阳不应也，所以无子。此气至者，亦有先后男女之别。如阳精先至，阴血后沓，则精开裹血而成女；阴血先至，阳精后冲，则血开裹精而成男。故小书[30]云：阴包阳则桂庭添秀，阳包阴则桃洞得仙。此之谓也。

何谓男有三至？盖阳痿而不举，肝气未至也；举而不坚，肾气未全也；坚而不热，心气未至也。肝气未至而强合则伤肝，其精流滴而不射；肾气未至而强合则伤肾，其精散漫而不粘聚；心气未至而强合则伤心，其精冷而不热。此男子之所以无子，贵乎清心寡欲，以养肝肾心之气也。何谓女有五至？盖交感之时，面赤而热，心气至也；目中涎沥，微睨视人，肝气至也；娇声低语，口鼻气喘，肺气至也；伸舌吮唇，以身偎人，脾气至也；玉户开张，琼液流出，肾气至也。五气皆至而与其合，则情合意美，阳施阴受，有子之道也。

男女无疾，交会应期，三虚四忌，不可不避。三虚者：天地晦冥，日月薄蚀，雷电风雨，晦朔弦望，天之虚也；地震土陷，山崩水溢，地之虚也；忧怒悲恐，醉饱劳倦，人之虚也。犯此三虚，则交而不孕，孕而不育，疾病日生，为身之灾也。四忌者：一忌者，本身[31]正冲，甲子庚申，灭没休废之日；二忌大寒、大暑、大醉、大饱之时；三忌日月星辰，寺观坛庙，灶厕冢墓之处；四忌触忤恼犯、骂詈击搏之事。犯此四忌，不

---

[23]《素问论》：视履堂本作《素女论》。
[29] 先滴：视履堂本作"无滴"。义长。
[30] 小书：大兴堂本"卜书"。义胜。
[31] 本身：大兴堂本作"本命"。

惟令人无子，且致夭也。

　　凡种子者，当应候之时，男服补肾益精之药，女则调其饮食，淡其滋味，避其寒暑，至于夜半生气乘旺之时，依上三至、五至、三虚、四忌行之，自然交而必孕，孕而必成矣。

卷之二

胎前章

确论①胎养数条

妇人受胎之后，所当戒者，曰房事，曰饮食，曰七情，曰起居，曰禁忌，曰医药。须预先调养，不可少犯，以致伤胎难产，且子多疾，悔之无及。

古者妇人有孕，即居侧室，不与夫接。所以产育无难，生子多贤，亦少疾病。今人不知禁忌，纵情恣欲。有触动胎气而堕者，有胎肥硕而难产者，有败精凝裹而碍产者，有生子多疾、痘疮稠密者，皆多房事故也。

妇人受胎之后，最宜调饮食，淡滋味，避寒暑，常得清纯和平之气，以养其胎，则胎元完固，生子无疾。今为妇者，喜啖辛酸煎炒肥甘生冷之物，不知禁口，所以脾胃受伤，胎则易堕；寒热交杂，子亦多疾。况多食酸则伤肝，多食苦则伤心，多食甘则伤脾，多食辛则伤肺，多食咸则伤肾，随其食物，伤其脏气，血气筋骨失其所养，子气自此生矣。又如食兔肉则儿唇缺，食羊血则儿多白睛，食犬肉则儿多声喑之类，皆有明

---

①论：视履堂本作"总论"。义长。

验，所宜禁者。不然，则儿之形体相貌，且有不具不全者矣。

古有胎教，凡视听言动，莫敢不正，喜怒哀乐，莫敢不慎。故其子女多贤，此非贤母不能也。盖过喜则伤心而气散，怒则伤肝而气上，思则伤脾而气郁，忧则伤肺而气结，恐则伤肾而气下。母气既伤，子气应之，未有不伤者也。其母伤则胎易堕，其子伤则脏气不完，病斯多矣。盲聋喑哑，痴呆癫痫，皆禀受不正之故也。妇人受胎之后，常宜行动往来，使血气通流，百脉和畅，自无难产，若好逸恶劳，好静恶动，贪卧养骄，则气停血滞，临产多难。况行立坐卧之久，为筋骨皮肤之伤，子在腹中，气通于母，必有伤者。又勿登高，勿临深，勿越险，勿负重，少有触犯，其胎必堕。

妊娠在于清热养血，条实黄芩安胎圣药，清热故也。置水中取沉者为佳，俗人不知，以为害而不敢用。又谓温经之药，可养胎气，误人多矣。

养胎全在脾胃，譬之钟悬于梁，梁软则钟下坠，梁断则钟下堕。故白术补脾，为安胎要药。胎中痛者，非缩砂不止，必择连壳者研用之。

妊娠七个月以后，须用枳壳、大腹皮则易产，行气开滞故也。

孕妇有疾，只以和胎安胎为本。所感外伤内伤之症，以末治之。

孕妇有疾，必择其专门平日无失者用之。若未试之医，有毒之药，不可轻用，以贻后悔。又不可轻用针灸，以致堕胎。

妊娠恶阻

恶阻者，谓有胎气恶心，阻其饮食也。其症：颜色如故，脉息平和，但觉肢体沉重，头目昏眩，择食，恶闻食气，好食酸咸，甚者或作寒热，心中愤闷，呕吐痰水，胸膈烦满，恍惚不能支持。轻者不服药无妨，乃常病也，重者须药调之。恐伤胎气，专主行痰，以二陈汤为主。但半夏有动胎之性，不可轻用。

肥人专主治痰，半夏茯苓汤主之。即二陈加砂仁也。

陈皮　半夏汤泡七次，炒黄，各一钱半　茯苓一钱　甘草五分
砂仁八分

姜枣引，乌梅半个，水煎，食远服。再加白术一钱半尤妙。又传云：二陈加桂枝甚效。

瘦人兼痰兼热治之，人参橘皮汤主之。

人参　陈皮　白术各一钱　麦冬七分　甘草五分　厚朴姜制，一钱半　茯苓七分②

姜引，竹茹一团。水煎，食远服。再加黄芩尤佳。

恶阻甚，不能食者，保生汤主之。

白术　香附便制　乌梅　陈皮各一钱五分　人参　甘草　砂仁炒研，各一钱

姜引。水煎，食远服。

胎动不安

如脾胃素弱，不能管束其胎，气血素衰，不能滋养其胎，不以日月多少常堕者，安胎饮主之，更服杜仲丸、胡连丸尤佳。

---

②七分：大兴堂本作"一钱半"。

安胎饮

此方极妙。

条芩　白术　人参　归身　生地　陈皮　白芍一钱　炙甘草　砂仁连壳炒，槌碎，各五分

姜枣引，食前服。

杜仲丸

治胎动不安，防其堕者，须宜服之。

杜仲姜汁炒　川续断酒洗，各二两

共末，煮烂枣肉杵和为丸。每服二三十丸，米饮下。此方宜与胡连丸同服。

胡连丸

安胎之圣药也。

条芩沉水者，四两　白术无油者，四两　连肉去心，二两　砂仁微炒，二两　炙草一两

共末，用山药五两作糊为丸，米饮下③。

如因房事过度，有触动不安者，加减四物汤主之④。

归身　熟地　阿胶炒，各一钱　炙草　砂仁各五分

竹茹水煎，调男子裤裆灰一钱服。更禁房事，免致再堕。

---

③米饮下：此下视履堂本有"二方一日二服，前服胡连丸，空心服杜仲丸"十七字。

④加减四物汤主之：视履堂本作"四物去川芎加砂仁阿胶汤主之"。

如因七情触动，胎气不安者，加味四物汤主之，四物为主。

四物汤

当归　白芍　生地　川芎

如因怒伤肝者，主胞络，四物加黄芩一钱半，人参、柴胡、炙草各一钱。

如因忧悲伤肺者，四物加黄芩、阿胶、苏叶各一钱，五味十三粒，炙草五分。

如因恐伤肾者，主胞胎，四物加川续断、黄柏炒、杜仲炒，各一钱，五味十五粒，改用熟地。

如因思虑积久不解伤脾者，四物加白术一钱半，人参、陈皮、香附各一钱，炙草五分。

如因喜乐太过伤心者，四物加条芩、黄连、白术、麦冬各一钱，炙草五分。

如因跌扑触动者，安胎和气饮主之。

归身　白芍各一钱　白术　黄芩　苏叶各一钱半　炙草　砂仁各五分

姜枣引。水煎，食前服。

如因犯胎神所占方位，胎动不安者，用上安胎和气饮主之。此上二症，并用安胎和气饮，如见血动，即加阿胶、艾叶炒黑。

妊娠漏胎

漏胎者，谓即有孕而复血下也。女子之血，在上为乳汁，在下为经水，一朝有孕，而乳汁经水俱不行者，聚之子宫以养胎也。今胎漏下则是气虚血虚，胞中有热，下元不固也。法当四君子以补其气，四物以补其血，黄芩、黄柏以清其热，艾叶以止其血，杜仲、续断以补下元之虚，未有不安者矣。补气、补血、清热、固下元，拔本塞原之论，增损八物汤主之。

人参　白术　归身　白芍　熟地　艾叶　条芩　黄柏　知母　阿胶　炙草各等分

姜枣引。水煎，食远服。兼用杜仲丸。

妊娠伤寒

妊娠伤寒，专以清热和胎为主，各随六经所见表里之症治之。务宜谨慎，不可以常病伤寒同治，以致损胎，误其子母性命也。此予家传之秘，宜珍重之。

凡得伤寒，勿拘日数，但见恶寒头痛发热，即病邪在表也，宜用四味紫苏和胎饮为主。

苏叶　条芩　白术各一钱半　甘草一钱

如恶寒、头痛、项强、腰脊痛，此病在太阳经。本方加羌活、藁本、川芎、防风各一钱，连须葱三根，姜引。水煎热服。汗出而解。

如恶寒却不发热，只头痛、鼻干或项强，此病在阳明经也。本方加葛根、白芷、防风各一钱，葱白三根，淡豆豉一钱。煎服，以汗而解。

如寒热往来，头眩，或呕，或心下烦，或胸胁满，此病在少阳经也。本方加柴胡、人参各一钱；呕，加半夏七分；胸胁满，加枳壳、桔梗各一钱；头眩，加川芎一钱，姜枣引。

如发热、恶寒、咳嗽甚者，此病在手太阳经也。本方加麻黄去根节、杏仁各一钱，葱白三根，姜引。水煎，食后服，以汗而解。

如恶寒无热，腹中痛，吐泻不渴，手足逆冷者，此疾在足太阴脾经也。本方加人参、干姜炒、白芍酒炒，一钱，姜枣引。水煎，热服。

如恶寒倦卧、发热、手足冷者，此病在足少阴肾经也。本方加独活、熟地、细辛各一钱，生姜、大枣引，热服。

如恶寒，手足厥冷，唇口青，遍身痛如被杖，头顶崩痛者，此病在足厥阴经也。本方加归身、吴萸炒、羌活、细辛各一钱，连须葱白三根，姜引，热服。

凡得伤寒，勿拘日数，但无恶寒，无头痛，只发热，口燥、咽干而渴者，此病邪在里也。用黄龙汤为主，各随所见之症加减治之。

柴胡　人参　甘草　黄芩各一钱

如发热、口渴，小便不利者，此在手足太阳小肠、膀胱腑病也。本方加白术一钱半，猪苓、泽泻、赤茯、木通各一钱。

如其发热大渴者，病在手足阳明胃与大肠也。本方加知母一钱，石膏槌碎，一钱，淡竹叶十五皮⑤，粳米一撮，煎服。

如大热、大渴、烦躁，大便不通者，此病在足阳明胃腑也。本方去人参，加枳实、大黄煨、芒硝各一钱半，姜引。水煎，温服，以利为度。

如发热，口干而渴，心烦不得眠者，或干呕者，此病在足少阳胆腑也。本方加麦冬、天花粉、山栀仁、酸枣仁各一钱，竹茹一大团。煎去渣，再煎一沸服。

如发热而渴，腹中痛，自利者，此病在足太阴脾经也。本方加白术、白芍、阿胶炒、白茯各一钱，姜枣引，食前服。

如发热而渴，利下脓血，手足冷者，此病在足厥阴肝脏

⑤皮：罗田方言，同"片"。下同。

也。本方加归身、白芍酒炒、白术、白茯各一钱，乌梅一个，食前服。

凡伤寒病⑥后，调理失宜，复发热者，此劳复也。用黄龙汤加知母、麦冬各一钱，石膏二钱，淡竹叶十五皮，粳米一撮。煎服，以汗为度。

如因饮食失节，复发热者，此食复也。四味紫苏和胎饮加枳实炒、黄连炒、陈皮、神曲炒，姜枣引。水煎，食远服。更宜节省，毋致内伤。

若天行时气传染者，只依上法，分六经表里治之无失。或于初病之时，用败毒散加和胎药解之，亦是妙方。

人参　羌活　前胡　柴胡　白茯　甘草　川芎　枳壳　桔梗　黄芩　白术　苏叶　葛根　葱白三根

姜引，水煎，热服，得汗而解。

凡病伤寒热病不解，遍身发斑，赤如锦文者，加味化斑汤主之。

人参　知母各一钱　石膏二钱　甘草　黄芩　栀仁　生地各一钱　淡竹叶五皮　豆豉半合

水煎，食远服。

妊娠中风

太乙者，冬至日在坎，正北；立春日在艮，东北；春分日在震，正东；立夏日在巽，东南；夏至日在离，正南；立秋日在坤，西南；秋分日在兑，正西；立冬日在乾，西北。故太乙移宫之日，即八节日，天必应之以风雨。其风从所乡而来为正

---

⑥病：大兴堂本作"产"。

风，不能伤人。不从所乡而来，谓之虚风，中人即病。中其皮毛经络者，则发寒热，头顶⑦身体皆痛，或肌肉顽痹；中其筋骨者，则拘挛强直；中其脏腑者，则卒倒昏闷，口眼歪斜，手足瘛疭，口噤不语。孕妇得此，不可用常治中风之法，只以补虚安胎为本，兼用搜风之剂，增损八物汤主之。

八物汤

川芎　白芍　人参　茯苓　生地　白术　当归　生草

八物内当归用身，甘草炙，加黄芩、黄芪炙、羌活、防风、秦艽各二钱，姜枣引。水煎，多服，以平为度。

妊娠中暑

凡盛暑时，中其暑热之毒者，其症发热而渴，自汗，精神昏愦，四肢倦怠少气，清暑和胎饮主之。

人参　白术　炙草　黄芪炙　黄芩　黄连　知母　麦冬各一钱　五味十三粒，煎服。

妊娠中湿

凡孕妇或早行感雾露之气，或冒雨，或久居下湿之地，或汗出取冷水浴之。其症发热、骨节烦痛，身体重着，头痛，鼻塞，黄芩白术汤主之。

条芩　白术各五钱　苏叶二钱五分　生姜五片

---

⑦顶：大兴堂本作"项"。

水煎服。

妊娠咳嗽

如初得之，恶风寒、发热、鼻塞，或流清涕者，宜发散，加减参苏饮主之。

人参　紫苏　陈皮　白茯　甘草　枳壳　桔梗　前胡　黄芩各一钱

姜引，薄荷叶少许。水煎，食后服，得微汗而解。

久嗽不已，谓之子嗽，引动其气，恐其堕胎，人参阿胶散主之。

人参　白术　黄芩　白茯　甘草炙　苏叶　阿胶　桔梗各等分

水煎，食后服。

妊娠疟疾

凡孕妇病疟，不可轻用截药。恐致损胎，柴胡知母汤主之。

柴胡一钱半　人参　黄芩　知母　白术各一钱　甘草五分　归身一钱

姜枣引。水煎，多服，以平为期。

如疟久不退转甚者，七圣散主之。

柴胡　黄芩　炙草　知母　常山酒炒　草果仁一钱半　乌梅去核，三个

水酒各半煎，临发，五更服之。宜露一宿，汤温服，忌生冷、鸡鱼。

妊娠霍乱

其症心腹绞痛，上吐下泻，用前四味紫苏和胎饮加藿香叶、陈皮各一钱，砂仁炒，五分，木瓜五分，姜枣引，水煎服。

妊娠泄泻

凡孕妇泄泻，以补中安胎为主，用四君子汤加白芍一钱，更分寒热治之。如发热而渴者为热，本方加条芩一钱；不渴者为寒，本方加炒干姜五分，并用乌梅一个为引。其寒其热，以渴不渴辨之。

四君子汤

人参　白术　茯苓　炙草

如渴泻久不止者，用四君子汤加白芍酒炒、诃子肉、干姜炒、乌梅一个，水煎，食前服。

如久泻大渴者，人参白术散主之。

人参　白术　白茯　炙草各一钱　藿香五分　木香　干姜二钱五分

作大剂，水煎，频频与之，以代汤水。效。

妊娠痢疾

凡孕妇痢疾，以清热和胎，行气养血为主。虚坐努力者，防其损胎，当归黄芩芍药汤主之。

当归　白芍　黄芩　黄连　白术　枳壳　白茯　陈皮　生

地　生草各一钱　木香五分　乌梅一个

水煎，空心服。

痢久不止，黄连阿胶汤主之。

黄连炒　阿胶炒，各一钱　木香七分　干姜炒，五分　人参
白术　白茯各一钱　炙草五分　乌梅三个

姜枣引。水煎，食前服。

子　悬

孕妇五六个月以后，胎气不和，上凑心腹，胀满疼痛者，
谓之子悬，紫苏饮主之。

紫苏　陈皮　大腹皮　川芎　白芍　归身各一钱　人参
炙草各五分　姜五片　葱白七寸

水煎，食前服。

子　烦

孕妇心惊胆怯，终日烦闷不安者，谓之子烦，人参麦冬散
主之。

人参　白茯　黄芩　麦冬　知母　炙草　生地各等分　竹
茹一大团

水煎，食前服。

子　痫

孕妇忽然眩晕卒倒，口禁⑧不能言，状如中风，须臾即醒，醒而复发，此名子痫。痫与中风之异，在须臾醒，醒而复发耳。乃气虚挟痰火症也，清神汤主之。

人参　白术　茯苓　炙芪　炙草　麦冬　归身　芍药各等分

姜枣引。水煎，食远服。兼服寿星丸。

琥珀寿星丸

安神定志，去风化痰。

天南星一斤，掘地作坑，深二尺，用炭火二十斤于坑内烧红，去炭扫净，用好酒五升浇之，将南星趁热放坑内，用瓦盆急盖定，以黄泥封固，经一宿取出，焙干为末

入琥珀末一两，朱砂末五钱，和匀，以生姜自然汁，煮面糊熟，再入獭猪心血三个，搅匀，末为丸，朱砂为衣。每服五十丸，人参煎汤下，日服三次，神效。

子　肿

孕妇面目、身体、四肢浮肿者，此病泛溢⑨，谓之子肿，加味五皮汤主之。

---

⑧禁：通"噤"。
⑨此病泛溢：视履堂本作"此胎水泛溢"。

大腹皮　生姜皮　桑白皮　白茯皮⑩　白术　紫苏茎叶各味等分一钱

枣去核引，水煎，木香磨浓汁三匙，入内同服。

子　气

孕妇自六七个月以来，两足肿大，行步艰难，脚指间有黄水出，此名子气，亦多有之。未蒲⑪医治，至生子之后，其肿自消。甚者茯苓汤主之。

白茯苓　白术　陈皮　香附　乌药各一钱　炙草五分　紫苏茎叶五分　木瓜三片

姜引。水煎，空心腹。

孕妇腹大有水气者，亦名子肿，鲤鱼汤主之。

白术二钱⑫　白茯苓一钱半　归身　白芍各一钱　陈皮五分活鲤鱼一个，煮汁一盏半，去鱼

加生姜五分，煎至七分，空心服。

子　满

孕妇至七八月，其胎长大，腹大腹满，逼迫子户，坐卧不安，谓之子满，束胎饮⑬。

白术　黄芩　苏叶　枳壳　大腹皮各一钱半　砂仁和壳略研，五分　炙草二分

---

⑩白茯皮：视履堂本作"茯苓皮"。
⑪未蒲：视履堂本作"不须"。义长。
⑫二钱：视履堂本作"三钱"。
⑬束胎饮：此下视履堂本有"主之"二字。

姜引。水煎，空心服。

子　淋

孕妇小便少又涩痛者，谓之子淋，加味火府汤主之。又治溺血。

木通　生地　条芩　甘草梢　麦冬　人参　赤芍各一钱
淡竹叶十五皮

灯心水煎，空心服。

子　鸣

气足时[14]，子在腹中鸣者，谓之子鸣。此由母或欠身向高处取物，子在腹中，失脱口所含疙瘩[15]，故啼。治法或令母作男子拜状，或以豆撒地，令母捡之，子复含着，则止矣。又方，以鼠窟门土，取大块含之。

妊娠吞酸[16]

孕妇伤食，腹满吞酸，恶心不喜食者，加味六君子汤主之。

六君加枳实炒　神曲炒　砂仁炒，各五分

姜引。水煎，食后服。

---

[14]气足时：大兴堂本作"胎气足时"。
[15]疙瘩：视履堂本作"脐蒂"。义胜。
[16]吞酸：视履堂本作"伤食"。

妊娠头痛

因外感头痛者，此虚也，加味芎归汤主之。

川芎　当归各一钱半　芩酒炒　术各一钱　细茶二钱，为引

食后服。

妊娠目、鼻、咽喉、唇、口诸病

孕妇专以清热为主，有热病者，俱用东垣凉膈散，各随其症加减用之。

芩　连　栀仁各酒炒　连翘　桔梗　生草各等分　薄荷叶少许

目赤痛者，本方加当归、川芎、羌活、防风、菊花各一钱，竹叶引。咽喉痛者，本方加牛蒡子炒、杵碎，一钱。口舌生疮者，只依本方姜引。鼻衄不止者，本方加当归、生地各一钱，茅花⑰一大团，姜引。

妊娠疮毒

孕妇多有病乳痈者，托里解毒汤主之。

芎　归　芩　芷　连翘　花粉　金银花　甘草节各一钱

青皮五分　皂刺七个

如背上臀上生者，此阳明经也。本方去青皮，加葛根、升麻各一钱。

---

⑰茅花：视履堂本作"茅根"。

如胸前两颊生者，此少阳经也。本方去白芷，加柴胡、胆草、栀仁炒，各一钱。

如肩膊腋下生者，此太阴经也。本方去青皮，加陈皮、桔梗、桑白皮、天冬各一钱。

如在胯内阴旁生者，厥阴经也。本方去白芷，倍青皮。

如在手足掌内生者，少阴经也。本方去白芷、青皮、花粉，加黄连、黄柏、木通各一钱。

凡治痈毒，要知九不治处，不可医也。经云：一伏兔脚背上、二腓腨腿肚、三背中脊、四五脏俞夹脊两旁、五项对口、六胸、七须、八髭、九颐。

杂症一条

孕妇无故悲惨哭泣，状若邪祟者，此脏躁症也，十枣汤[18]主之。

甘草二两[19]　小麦一升　大枣十枚

用水六升，煎三升，去渣，分三服，温服即效。再服竹茹汤数服，以和之。

竹茹汤

治孕妇心虚惊恐，脏躁悲泣。

人参　麦冬　茯苓　炙草各一钱　小麦一合　青竹茹鸡子大一团　姜三片　枣五枚

---

[18]十枣汤：视履堂本作"甘麦大枣汤"。
[19]二两：视履堂本作"三两"。

水煎,食后服。

妊妇至八九个月,忽然暴喑不语者,此少阴之脉,下养乎胎,不能上荣于舌,十月生子之时,自能言,生痛也⑳。不可服药,莫信庸医图利。经云:九月而喑,十月而复,此之谓也。

八月章

凡孕妇至八九个月,形盛胎肥腹大,坐卧不安者,防其难产,宜预服瘦胎丸。

枳壳麸炒,四两　白术　当归　甘草各一两

辰砂为衣,蜜丸。每服五十丸,食前白汤下。多服瘦胎滑胎,自然易产。

如胎气本怯,不可服上瘦胎丸。欲防难产,达生散主之。

大腹皮　人参　紫苏茎叶　陈皮各五分　白术一钱　甘草五分　白芍　当归各一钱　枳壳七分　砂仁五分　青葱五根

水煎,食前服,十数帖,甚得力。

难　产七条

一、妊娠以气为主,以血为辅。气行则血行,气滞则血滞也。富贵之家,保爱孕妇,惟恐运动,任其坐卧,以致气滞而不舒畅,血滞而不流通,胎不转动,临产固难,甚至闷绝。即如贫家之人,勤动劳苦,生育甚易,明可微⑳矣。难产之症,

---

⑳生痛也:视履堂本作"非病也"。义胜。
㉑微:据文义当作"征"。

宜服前达生散，夫人参、白芍，加香附、乌药各一钱。

二、孕妇至六七个月，胎形已全，不知禁忌，恣情交合，以致败精瘀血聚于胞中，子大母小，临产必难。何以验之？儿子生下，头上有白膜一片。滞腻如胶，俗呼戴白生者是也。此症宜服瘦胎丸，盖因子大母小而然也。

三、孕妇之家，或问命卜，妄谈祸福，或祷鬼神，仓惶忧戚，使其孕妇常怀惊恐，丧神丧气；或临产之时，大慌小乱，闲杂往来，交头接耳，言三语四，孕妇恐怖，以致产难。试观不正之女，偷生之儿，既无产厄，子母俱全，可以理推。若此症必戒命卜，止祈祷，但令一二惯熟稳婆，在房扶持，一切闲人杜绝往来，更以言语宽慰，勿令惊疑。此一段可以解愚夫愚妇之疑。

四、临产之时，自觉儿转动，胞浆流出，腰腹痛甚，目中如火，手足俱冷，此正产也。若儿身未转，胞浆未破，腹中阵痛，或作或止，此名弄产。稳婆粗率，便令努力，用力太过，母力已乏，及至产时，无力转运，以致产难。若此症，催生汤丸视其形症用之。

五、临产之时，胞浆既破，儿身既转，著力一送，儿即下矣。稳婆粗率，见其浆破，即令著力，儿身未转，或转未顺，被其努责，逼其快下。有逆产者，有横产者，有侧产者，极为凶危。若此症，惟稳婆之良，或可调护保全，非医药之力也。稳婆最忌粗率。

六、少妇初产，身体纤弱，子宫紧窄。当产之时，胞浆已破，儿欲奔出，却被其母不耐痛苦，辗转倾侧，两足不开，儿不得出。又有中年之妇，生育多者，气弱血少。当产之时，胞破浆下，子宫干涩，生理不得，淹延数日。如此症，子母得全者鲜矣。天命使然，人力莫及。

七、产育之时，气以行之，血以濡之，然后子宫滑溜，生理顺易。盖子犹鱼也，胞浆水也，水行鱼行，水止鱼止。令产妇胞浆未破之先，不当用力而用力太过，胞浆既破之后，应当用力而力已乏。如②以忧恐之甚，起卧之劳，气闭血阻，浆干水枯，所以产难，以催生汤丸救之。

催生四法

凡初生㉓一二日艰难者，只以加减五苓散主之。

猪苓　泽泻　白术　茯苓　肉桂　车前子　木通　枳壳　槟榔　甘草各一钱　滑石二钱　灯心四十九寸

长流水顺取，煎服，连进，以子生为度。

如过二三日，人事强实，饮食能进者，此胞浆干涩也，加味四物汤主之。

归尾　川芎　赤芍　生地　肉桂　元胡索　枳壳　香附　槟榔各一钱

取水煎，服如上，调益元散三钱，以子生为度。

如过二三日，人事困顿，饮食少者，此中气不足，不能运动其胎也，加味四君子汤主之。

人参　白术　白茯　炙草　归尾　川芎　枳壳　香附　肉桂各一钱

取水煎，法如上，槟榔　磨木香浓汁各五七匙，入内同服。

如三四五日不产，或胎死腹中，何以验之？观其母之唇舌俱红者，子母无事；唇青舌红者，母死子活；唇红舌青者，子死母活；唇舌俱青者，母子俱死。夺命丹主之。

㉒如：大兴堂本作"加"。义长。
㉓生：大兴堂本作"产"。义长。

蛇蜕全者一条，新瓦上煅存性　金银箔各七钱[24]　大母丁香另研，五钱　男子乱发烧灰，一钱　马鸣蜕即蚕蜕纸，烧灰，一钱　黑铅二钱　水银七分

先将铅熔化，入水银急炒，结成砂子，倾出别研，千里马鼻烧灰七个。于静室中修合，勿令妇人、鸡犬见。各研为末，和匀，用獖猪心血为丸，如梧子大。每服二丸，长流水送下。如昏闷者，研开灌之，可救。

临产须知

凡孕妇未产数日前，胎必坠下，小水频数，此欲产也。慎重之家，于合用药物，惯熟稳婆，预宜备之，以妨不虞。

凡产妇合用之药物，如催生汤丸，止晕药物，须要预备。如干漆渣及破漆器，产时烧之，使产母得闻其气，无血晕之疾。又烧红石放盆内，以好醋浇之，房中转游数次，使母常闻醋气，亦无血晕。又取生韭菜一握，放在小嘴瓦瓶中，以热醋浇浸，塞其大口，以嘴向产母鼻嗅之，亦止血晕。又取无病童男小便五六碗，净器收贮，临产之时，即温一二杯饮之，自无血晕。

产母房中，止令稳婆一二人，紧闭门户，勿使杂人往来，更禁人无事询问，大惊小怪。直待胞浆已动，儿身已转，逼近子门，可须用力。当此之时，产母护痛，其身倾侧，护生者不可抱束其腰，恐致损儿。但扶其肩膊，勿令困倒。

临产时，如白蜜沸汤，薄粥美膳，常要齐具，如渴，则饮白蜜半盏，温汤化开饮之，可以润燥滑胎，令其易产。如饥，即以薄粥美膳食之，令其中气不乏，自然易生。

---

[24]钱：视履堂本作"片"。

如夏月盛暑之时，必用冷水洒扫房内，解其郁蒸之气。四面窗牖大开，以薄纸帐遮之。使产妇温凉得宜，庶新血不妄行，以致㉕血晕。

如冬月严寒之时，必于房中四处燃火，常使和暖之气如春，更要闭其房牖，塞其穴隙。使邪气莫入，庶免冻及中风寒之疾。

临产时，凡合用水火柴炭，锅铲剪刀，麻绳线布，无一不备，可也。临产禁忌，以借地安床埋衣之方，好事者为之，虽不用无妨。

㉕以致：视履堂本作"可免"。义胜。

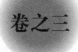

卷之三

产后章

产后专以补虚为主，其有他疾，以末治之。产后补虚至法也，今并催生之法，设为问答，以尽病源，以著治法，临产之工，庶有所凭，司命之寄，亦可无负。

难　产

问：难产者何也？曰：前章已备矣。多因产母仓皇，坐草太早，或胞浆虽破，儿身未转，或转未顺，被母用力努责，以致足先来者，谓之逆产；手先来者，谓之横产；或漏其肩与耳与额者，谓之侧产；或因脐带缠绊，不得下者，谓之碍产。仓卒之间，二命所系，不可无法，而隘为仁之术也。

救逆产

令其产母正身仰卧，务要定心定神，不可惊怖，却求惯熟稳婆，剪去手甲，以香油润手，将儿足轻轻送入，又再推上，儿身必转，直待身转头正，然后服前催生之药。渴则饮以蜜水，饥则食以薄粥。然后，扶掖起身，用力一送，儿即生矣。

此在稳婆之良，若粗药①蠢人，不可用也。切不可使针刺足心及盐涂之法，儿痛上奔，母命难存。

救横产

法半如上，仍将儿手轻轻送入，再推上摸定儿肩，渐渐扶正，令头顺产门，后进催生之药，饮食之物，一切如上。扶正儿即下矣，忌用针刺。

救侧产

亦令母仰卧，法如上。稳婆用灯审视，或肩或额，或左或右，务得其真，以手法轻轻扶拨正，仍服药食如前法，起身用力，儿即下矣。

救碍产

令母仰卧，稳婆用灯审视，看脐带绊著儿之何处，仔细以手法轻取脱，服药食如前法，扶起用力一送，即下矣。

盘肠产

问云：云者何？曰：当产之时，子肠先出，盘露于外，子随后生，产后而肠不即收，此谓盘肠生也，苦不忍见。盖由平日气虚，不能敛束，血热易于流动，下元不固，关键不牢，致

---

① 粗药：大兴堂本作"粗率"。当是。

此恶苦②。救治之法，于子下衣来之后，却令产母仰卧，稳婆先将子肠温水洗尽惹带之物，然后托起，轻轻送入，推而上之，却令产母两脚挟紧谷道，其肠自收上也。或取萆麻子四十九粒，去壳，捣烂，敷在顶心，待肠收尽而急去之，次也。或用冷水和醋，令人喷面，一喷一收，以渐收之，又其次也。欲免其苦者，宜于此后无孕时，多服地黄丸，加五味子一两，肉桂一两，以固下元之关键。及有孕时，多服胡连丸，加人参一两以补气，又服三补丸以凉血。如滑胎瘦胎之药，不可轻服。于八月之时，再服八物汤，加诃子、瞿麦、粟壳，服十余剂庶可免矣。

产子气绝不啼

问云：云者何？曰：子欲下时，母护其痛，伛偻倾侧，两足不开，扭挟儿头，气不得仰③，故生下闷绝不啼，谓之瘛生。故④法待胎衣来，切勿断脐，急取小锅烧水，以胎衣置汤中，频频用水烧⑤脐带，须臾气暖入腹，儿气即回，啼声发出矣。断⑥其脐带不可救矣。

子死腹中

凡子死腹中，并胎衣不下，宜灸独阴穴，凡三壮，即下。独阴穴在

②此恶苦：大兴堂本"如此"。
③仰：大兴堂本"伸"。
④故：大兴堂本"救"。
⑤烧：大兴堂本作"浇"。当是。
⑥断：此上大兴堂本有"若仓促"三字。

足第二趾第三节宛中间。

问云：云者何？曰：儿当欲下之时，被母护痛，两足不开，夹其头而死者；或因产母痛闷忽耐[7]，当事之人不善扶掖，紧抱其腰，以致伤胎而死者；或因产难，胞浆已干，生路渐塞，子不得出，气闭而死者；或因生路不顺，若逆侧等症，稳婆蠢厉，用手莽撞，反伤其子而死者；已被脐带缠颈，气绝而死者，其候但观其母口青，手指青，脐下冷，口中有臭气者，子死腹中的矣。急用加味五苓散、夺命丹，取去死胎，以保其母，稳婆善取者尤妙。如母唇面俱青，则难救矣。

胎衣不下

仔细紧束系定，然后提起脐带。二语切记，倘带一缩入，则有难名之祸，此一老稳婆授予。

问云：云者何？曰：或因产母力衰[8]，气不运转，或因血少干涩，或因子宫空虚，吸贴而不下者，急服加味五苓散甚快。若仓卒无药，可寻路上破草鞋一只，近阴处轻系脐带数道而[9]下，务宜仔细紧束紧定，然后断其脐带，洗儿收养，产母任其坐卧行立，胎衣自下，有过旬日而烂下者，屡试有验。若不断带，使子气贯入衣中，衣转浮胀而不得出矣。天寒之时，犹不便于子也，惟惯熟稳婆善取胎衣者，甚不劳力。

---

⑦忽耐：大兴堂本作"忍耐"。
⑧衰：视履堂本作"力乏"。
⑨而：视履堂本作"令"。

产后血晕

问云：云者何？曰：新产妇昏眩卒倒，不省人事，口噤气冷，谓之血晕。此恶候也，不可救者多，若误作喑⑩风，庸医杀之耳。盖由坐草之时，不知用前防血晕等⑪方，所以有此。其症有二，当分治之。如血来太多，卒然昏仆者，此气血两虚也，急用韭醋嗅法⑫，清魂散主之。

泽兰叶　人参各一钱　荆芥穗　川芎　归身各二钱　炙草八分⑬　水酒各一盏

煎一盏，入童便一钟，同服。

如血去少，恶露未尽，腹中有痛而眩昏者，用上法令醒，黑神散主之。

黑豆炒，一合　熟地　当归　桂去皮　干姜炒　炙草　白芍酒炒　蒲黄各二钱

如上法服。

产后子宫脱出

问云：云者何？曰：其人素虚，产时用力努责太过，以致脱出，自不能收也，宜用补中益气汤。外用洗法。

荆芥穗　藿香叶　臭椿树白皮炙，等分

锉细，煎水，不时洗之，子宫即入。

---

⑩喑：大兴堂本作"惊"。
⑪等：大兴堂本作"诸"。
⑫法：此下大兴堂本有"待其苏醒"四字。
⑬八分：大兴堂本作"二分"。

产后乍见鬼神

问云：云者何？曰：心主血，血去太多，心神恍惚，睡卧不安，言语失度，如见鬼神。俗医不知，以为邪祟，误人多矣。茯神散主之。

茯神　柏子仁　远志　人参　当归　生地　炙草_{各一钱}桂心_{五分}　獖猪心_{一个}

法如上煎服，调辰砂_{一钱}，食后服。

如心下胀闷，烦躁昏乱，狂言妄语，如见鬼神者，此败血停积，上干于心，心不受触，便成此症，芎归泻心汤主之。

归梢　川芎　胡索　蒲黄　牡丹皮_{各一钱}　桂心_{七分}

水煎，调五灵脂_{另研末}，一钱，食后服。

产后心痛

问云：云者何？曰：心者血之主，其人宿寒内伏，因产后虚寒，血凝不行，上冲心之络脉，故心痛也，但以大岩蜜汤治之。寒去则血脉行而经络通，心痛自止。若误以为败血攻之，则虚寒益甚，渐传心之正经，变为真心痛而死矣。

生地　归身　独活　吴茱萸_炒　白芍_{酒炒}　干姜_炒　炙草桂心　小草⑭_{各一钱}　细辛_{五分}

水煎，热服。

---

⑭小草：即远志。

产后腹胀满闷、呕吐恶心

问云：云者何？曰：败血散于脾胃，使脾胃不能运化津液，而成腹胀，胃受则不能纳水谷而生呕逆。若以平常治胀治呕之剂治之，则药不对症，反增其病，宜用抵圣汤主之。

赤芍　半夏制　泽兰叶　陈皮去白　人参各二钱　炙草一钱　生姜焙，五分

水煎服。

亦有伤食而腹胀呕逆者，以脉辨之。因于血则脉弦涩，不恶食而呕多血腥；因于食则脉弦滑，恶食而呕多食臭，加味平胃散主之。

苍术米泔水浸，焙　厚朴姜炒　陈皮　香附醋炒　人参各二钱　炙草　生姜焙，各五分　神曲炒，一钱

水煎。热服。或用睍睆⑮丸亦佳。

睍睆丸

良姜炒　姜黄炒　荜澄茄　陈皮去肉⑯　莪术炒　三棱煨　人参各等分

共为末，萝卜慢火煮熟，研为末，和药，将余汁打面糊为丸，萝卜汤下。

---

⑮睍睆（xiàn huǎn，现缓）：美好。
⑯肉：大兴堂本作"白"。

加味六君子汤

治产后伤寒⑰，呕吐腹胀满。

六君人参五分，白术七分，陈皮一钱，泡半夏七分，白茯二分，炙草五分　加枳实麸炒，五分　山查⑱三分　姜黄三分　生姜三片，引

水煎，食远服。

产后口干痞闷

问云：云者何？曰：出⑲气血太虚，中气未足，食面太早，脾胃不能消化，面毒结聚于胃，上熏胸中，是以有此症也，慎勿下之。睨皖丸主之。

若其脏气本虚，宿夹积冷，胸腹胀痛，呕吐恶心，饮食减少。亦因新产血气暴虚，风冷乘之，以致寒邪内胜，宿疾益加，吴茱萸汤主之。

吴茱萸炒，一钱半　桔梗　干姜炒　炙草　半夏制　细辛当归　白茯　桂心　陈皮

姜引。水煎，热服。

若因胎衣未下，恶露不来，肚腹胀大，绷急如鼓，呕吐黄水，多带腥臭，加喘者，死。

若因产后多疾，妄投汤丸，重虚其内，肌肉消削，精神疲困，血少气乏，干呕者，死。

---

⑰伤寒：大兴堂本作"伤食"。

⑱查：通"楂"。下同。

⑲出：大兴堂本作"由"。义长。

产后咳嗽

问云：云者何？曰：产后多因恶露上攻，流入肺经，乃成咳嗽。其症胸膈胀闷，宜服二母汤主之。

知母　贝母　白茯　人参各一钱　杏仁　桃仁各二钱

水煎，食后温服。

又曰：肺主气，气为卫，所以充皮毛、密腠理也。产后气虚卫虚，皮毛不充，腠理不密，风寒袭之，先入于肺，亦成咳嗽。其症发热恶寒，鼻塞声重，或多喷嚏，鼻流清涕，旋覆花汤主之。

旋覆花　赤芍　前胡　半夏　荆芥穗　甘草　白茯　五味　麻黄去根节　杏仁各等分　姜三片

枣二枚引，煎服如前。有汗者，去麻黄，加桂枝。

如咳嗽久不止，涕唾稠黏，加味甘桔汤主之。

甘草　桔梗　款冬　贝母　前胡　枳壳　白茯　五味　麦冬各等分　淡竹叶十五片

煎服如前。

如产后吃盐太早者，难治。

产后喉中气急喘促

问云：云者何？曰：荣者血也，卫者气也，内水流通，荣卫相随。产后血下过多，荣血暴竭，卫气无主，独聚肺中，故令喘也。此名孤阳绝阴，最为难治，急取鞋底炙热，于小腹上下熨之，次取夺命丹主之。

熟附子五钱　牡丹皮　干漆渣炒烟尽，各一两共末，用酽醋⑳一升，大黄末一两，同熬成膏，和末为丸，梧子大。每服五十丸，温酒下。

又问，产后血入于肺，面赤发喘，欲死者，参苏饮主之。

人参为末一两，苏木二两，水二盏，煎一盏去火，人参末随时加减服，效难尽述。

产后腰痛

问云：云者何？曰：女人之肾，胞脉所系，产后下血过多则胞脉虚，脉虚则肾气虚，肾主腰，故令腰疼，补肾地黄汤主之。其症隐隐痛。

熟地黄　归身　杜仲青盐水炒去丝　独活　桂心　续断各一钱　生姜三片　枣二枚

水煎，空心服。

又曰：败血流入肾经，带脉阻塞，有腰疼者，其症胀痛如刺，时作时止，手不可近，加味复元通气散主之。

当归身　川芎　小茴炒　故纸炒，槌　元胡　牛膝　桂心各一钱　丹皮一钱

水煎，木香五分，磨水和之，更调乳香、没药末五分，服法如上。

有因产时起伏挣揣、挫闪肾气及带脉者，亦或腰疼，用上散方。

产后遍身疼痛

胎前不可下，产后不可汗。即欲下欲汗，当多读方术，遍

---

⑳酽醋：浓醋。

询高人，乃可动手，否则，误人性命，罪莫大焉。

问云：云者何？曰：产时骨节开张，血脉流散，正气衰弱，则经络肉分㉑之间血多凝滞，骨节不利，筋脉不舒，故腰背不能转侧，手足不能屈伸而痛也。勿作风寒用汗之剂，宜趁痛散主之。

当归 桂心 白术 牛膝 黄芪 独活 生姜各一钱 炙草 薤白各五分

水煎，热服。

又有因新产气虚，久坐多语，运动用力，遂致头目昏眩，四肢疼痛，寒热如疟，自汗，名曰蓐劳。勿作伤寒，误投汗剂，白茯苓散主之。

白茯 归身 川芎 桂心 白芍酒炒 黄芪蜜炙 人参 熟地各一钱 獖猪腰子一对，去脂膜，切片，煎汤一盏，去肾 姜三片

枣二枚引，同药煎服。

予按：蓐劳之症，或因临产之时，生理不顺，忧恐思虑，内伤其神，辗转挣揣，外伤其形，内外俱伤，形神皆瘁；或因新产之后，气血未复，饮食未充，起居无度，语言不止，调摄失宜，情欲失禁，外感风寒，内伤饮食，渐成羸疲，百病并作。产后调摄，可不慎哉！苟非良工之妙剂，未有不成痨瘵而毙者。必宜服十全大补汤。又早用地黄丸加归身、牛膝、肉苁蓉（酒洗）、五味、柏子仁各二两；夕服人参白术散，作丸服之；常煮腰子粥以助之，大效。

煮粥法：取獖猪腰子一对，去脂膜，薄切如柳叶大，用盐酒拌令一时，水三盏，粳米三合，瓦罐煮粥，入葱、花椒末，

㉑肉分：大兴堂本作"内外"。

调和得宜，食之。

产后腹痛

问云：云者何？曰：女人之血，未有胎时，则为经水，经水不行则病；产时则为恶露，恶露不来则病。故产妇中气多虚，不能行血，血斯^②凝滞，或闭而不来，或来而不尽，败血入腹，故为腹痛，乍作乍止，其痛如刺，手足不可近，黑神散主之。败血入腹与伤风冷饮食之辨，在于手不可近与按之即止耳。盖败血随其所止之处，无不成病。

或产后血虚，外受风冷之气，内伤寒冷之物，以致腹痛者，得人按摩略止，或热物熨之即止者是也。当归建中汤主之。

归身　白芍　桂心　炙草_{各二钱}　生姜_{五片}　大枣_{三枚}

水煎，入饮汤三匙，搅匀，热服。

或小腹痛者，脐下胞络所系之处，血之所聚也，产后血去不尽，即成痛症。其症无时刺痛，痛则有形，须臾痛止，又不见形，黑神散主之。

黑神散

熟地黄　蒲黄_炒　当归　干姜_煨　桂心　白芍药　甘草_各四两　黑豆炒，_{去皮，半升}

上为细末，每服二钱，好酒、童便_{各半盏}，同煎服。

又有因产时寒气客于子门，入于小腹，或坐卧不谨，使风

---

②斯：视履堂本作“即”。

冷之气乘虚而入，此寒症也，但不作胀，且无形影为异，金铃子散主之。

川楝子_{去核}　小茴　骨脂　桂心_{各一钱}　木香_{另研汁}

姜引，水煎，入木香汁，食前热服。

产后儿枕痛

问云：云者何？曰：腹中有块，上下时动，痛不可忍，此由产前聚血，产后气虚，恶露未尽，新血与故血相搏而痛，俗谓之儿枕痛，即血瘕之类也，当归元胡索汤主之。

归身尾　元胡索_{各一钱半}　五灵脂　蒲黄_{各一钱}　赤芍　桂心_{各七分}　红花_{五分}

水酒各一盏，煎一盏，入童便一盏同服。

又羊肉汤

通治上腹痛、小腹痛、儿枕痛之神方也，专治虚羸。

精羊肉_{四两}　当归　川芎_{各五钱}　生姜_{一两}

水十盏，煎三盏，分四服。

产后头痛

问云：云者何？曰：人身之中，气为阳，血为阴。阴阳和畅，斯无病。盖产后去血过多，阴血已亏，阳气失守。头者诸阳之会，上凑于头，故为头痛。但补其阴血，则阳气得从，而头痛自止，芎归汤主之。

川芎　当归_{俱不洗，炒，各五钱}　连须葱白_{五根}　生姜_{焙干，五片}

水煎，食后服。

又有败血停留子宫厥阴之位，其脉上贯顶巅，作顶巅痛者，黑神散主之。

产后发热

问云：云者何？曰：产后血虚则阴虚，阴虚生内热。其症心胸烦满，呼吸气短，头痛闷乱，日晡转甚，与大病后虚烦相似，人参当归散主之。

人参　归身　熟地　肉桂　白芍酒炒，各一钱半　麦冬一钱

水二盏，先以粳米一合，淡竹叶十皮，煎至一盏，去米叶，入药并枣三枚，煎七分，温服。热甚加炒干姜一钱㉓。

产后大热，必用干姜。非干姜无以引血入经，何也？曰：此非有余之热，乃阴虚生内热也，故以补阴药大剂服之。且干姜能入肺和肺气，入肝引血药生血。然不可独用，必与补阴药同用。此造化自然之妙，惟天下至神，可以语此。

产后乍寒乍热似疟

问云：云者何？曰：败血未尽，阴阳不和，皆能发寒热也。何以别之？曰：败血为病，则小腹刺痛，此为异耳。故败血未尽者，以去滞为主；阴阳不和者，以补虚为主，若作疟治，误矣。乍寒乍热，皆由败血未尽，阴阳不和，则以小腹刺痛辨之。补虚，行滞二法俱妙绝。

问：败血未尽，乍寒乍热者何？曰：败血留滞，则经脉皆

㉓一钱：大兴堂本作"三钱"。

闭，荣卫不通，闭于荣则血甚而寒，闭于卫则阳甚而热，荣卫俱闭，则寒热交作，荣卫气行，则即解矣。惟黑神散、卷荷散为去滞血之要药也。

卷荷散

初出卷荷_{焙干} 红花 归尾 蒲黄 丹皮_{各一钱} 生地_{一钱} 生姜㉔ 童便_{一碗}

水煎，热服。

问：阴阳不和，乍寒乍热者何？曰：产后气血亏损，阴阳俱虚。阴虚则阳胜而热，阳虚则阴胜而寒，阴阳俱虚，则乍寒乍热，增损八物汤主之。

归身_{酒洗} 白芍_{酒洗} 川芎 干姜_{炒焦黑} 人参_{各一钱} 炙草_{五分} 姜_{三片} 枣_{三枚}

水煎服。寒多热少者，加桂一钱；热多寒少者，加柴胡一钱，干姜减半；烦渴者，加知母、麦冬各一钱；食少者，加陈皮、白术各一钱；虚倦甚者，加黄芪（蜜炙）一钱。

问：似疟真疟，何以别之？曰：似疟寒不凛凛，热不蒸蒸，发作无时，亦不甚苦，此正气虚而无邪气也。真疟者，寒则汤火不能御，热则冰水不能解，发作有时，烦苦困顿，此正气虚而邪气相搏者也。*似疟数论写病如绘矣，令读者一览无剩义，妙！妙！！*

产后疟疾

问云：云者何？曰：气血俱虚，荣卫不固，脾胃未复，或

㉔生姜：此下大兴堂本有"三片"。

外感风寒，内伤饮食，皆能成疟。又有胎前病疟，产后未愈者。产后之疟，最难调理，只以补虚扶正为主，正气胜则邪气自退，不可轻用截疟药，重虚正气，为害甚大，增损柴胡四物汤主之。

北柴胡　人参　半夏　炙草　归身酒洗　川芎　干姜　桂姜三片　枣三枚

水煎，不拘时服，久疟加黄芪蜜炙、鳖甲醋炙各一钱。

产后渴

问云：云者何？曰：胃者水谷之海，津液之府也。产后去血甚多，津液内耗，胃气暴虚，顿生内热，故口燥咽干而渴也，加味人参麦冬汤主之。

人参　麦冬　生地　栝楼根　炙草各五钱⑤

先取淡竹叶十皮，粳米一合，煎汤一盏，去米、叶，加生姜三片，枣二枚，煎七分，温服。

产后汗出不止兼变症

问云：云者何？曰：血为荣，行乎脉中；气为卫，行乎脉外，相须为守者也。产后去血过多，荣血不足，卫气失守，不能敛皮毛，固腠理，故汗而泄易出也㉖。宜急止之，恐风寒乘虚而入，变生他疾，宜麻黄根汤主之。

归身酒洗　黄芪蜜炙　麻黄根　人参　炙草一钱半　牡

㉕五钱：大兴堂本有"二钱"。
㉖汗而泄易出也：视履堂本作"汗泄而易出也"。

牡蛎煅，另研

水二盏，以浮麦一合，煮至一盏，去麦，入药，再煎至七分，调牡蛎粉二钱，服之。

如眩晕汗出者，此名胃汗，虚极也。产后汗出，即速止之，否则，断未有不生他疾者也。急用：

黄芪炙　人参　炙草各二钱　附子制，一钱

水煎，斡开口灌之。大抵此危症，多不可救。

如汗出不止，风邪乘之，忽然闷倒，口眼歪斜，手足挛曲，如角弓反张者，此危症也。急用：

桂枝　葛根　白芍　炙草　炙芪　归身各二钱　熟附五分

斡开口灌之。此亦危症，不治者多。

产后中风

问云：云者何？曰：产后正气暴虚，百节开张，风邪易入，调理失宜，风即中之，不省人事，口自㉗蠕动；手足挛曲，身如角弓，此风外中者也。风从外入，愈风汤主之。

羌活　防风　当归酒洗　川芎　白芍酒炒　肉桂　黄芪
天麻　秦艽各二钱

姜枣引，水煎，热服。

又曰：诸风振掉，皆属肝木。肝为血海，胞之主也。产后去血过多，肝气暴虚，内则不能养神，外则不能养筋，以致神昏气少，汗出肤冷，眩晕卒倒，手足瘛疭，此肝虚生风，风自内生者也。风从内生，用当归建中汤加黄芪、人参各一钱，熟附五分，姜枣引，不用饮汤。

㉗口自：视履堂本作"口目"。

如痰迷心窍，神气不清，恍惚昏眩者，用琥珀寿星丸，人参煎汤下。

产后伤寒

问云：云者何？曰：气血俱虚，营卫失守，起居失节，调养失宜，伤于风则卫受之，伤于寒则荣受之，而成伤寒也。只以补虚为主，随证以末治之。不论荣卫虚寒，只以补虚为主，产后之至法也。

五物汤

人参　当归身　川芎　白芍_酒㉓　炙草_{等分}

姜三片、葱白三枚引，水煎。

有汗曰伤风，本方加桂枝、防风；无汗曰伤寒，本方加麻黄、苏叶；寒热往来，本方加柴胡；头痛本方加藁本、细辛；遍身痛，本方加羌活、苍术；但热不恶寒，加柴胡、葛根；发热而渴，加知母、麦冬、淡竹叶。

产后尿血

问云：云者何？曰：小腹痛者，乃败血流入膀胱；小腹不痛，但尿时涩痛者，乃内热也。并宜小蓟汤主之。

小蓟根　生地　赤芍　木通　蒲黄　甘草梢　淡竹叶_{各一钱}　滑石二钱　灯心_{四十九寸}

㉓酒：此下视履堂本"洗"字。

水煎。败血加归梢、红花各一钱，兼内热加黄芩、麦冬各一钱。

产后小便数及遗尿不禁

问云：云者何？曰：下焦如渎，所以主潴泄^㉙也。产后气血虚脱，沟渎决裂，潴蓄不固，水泉不止，故数而遗也。下者举之，脱者涩之，宜用升阳调元汤，合桑螵蛸散主之。

人参　黄芪炙　炙草　升麻　益智子去壳、炒，各一钱五分

姜枣引，水煎，调桑螵蛸散服。知升阳调元四字，可以用药矣。

桑螵蛸散

真桑螵蛸　白龙骨煅　牡蛎左顾者煅，各等分

细研末，每服三钱，入汤调服。

又有生前稳婆用手误损胞破者，以致小便不禁，宜用参术汤主之。

人参二钱半　白术二钱　桃仁　陈皮　茯苓各一钱　炙芪一钱五分　炙草五分　猪脬或羊脬一个洗净，水二盏，煮至一盏，去胞，入药，煎七分，食前多服乃佳。

产后咳逆

问云：云者何？曰：此气从胃中出，上冲贲门，吃忒而作

㉙潴泄：蓄水和放水。宋·吴自牧《梦粱录·下湖》："合为一流，如环带形，自有二斗门潴泄之。"

声也。有胃气虚寒者；有中气不足，冲任之火直犯清道而上者；有饮水过多，水停而逆者；有大小便闭，下焦不通，其气上逆者；有胃绝者。大约产后咳逆，乃胃虚气寒症也。加味理中汤主之。

人参　白术　炙草　干姜炮　陈皮各一钱　丁香五分　干柿蒂二钱

水煎。有热去丁香，加竹茹二钱。

如虚羸太甚，饮食减少，咳逆者，胃绝也，难治。

产后浮肿

问云：云者何？曰：新产之后，败血不尽，乘虚流入经络，与气相杂，凝滞不行，腐化为水，故令四肢浮肿。乍寒乍热，勿作水气治之，轻用渗利之剂。但服调经汤，使气血流行，其肿自消，调经汤主之。

归身酒洗　赤芍　丹皮　桂心　赤茯　炙草　陈皮各一钱　细辛　干姜炒，各五分

姜引，水煎服。

又有产后虚弱，腠理不密，调理失宜，外受风湿，面目虚浮，四肢肿者，加味五皮汤主之。前以不可渗利示，兹复以参示，同一浮肿，而微妙如此，赞天地之化育，非医而何。

桑白皮　陈皮　生姜皮　茯苓皮　大腹皮　汉防己　枳壳炒　猪苓　炙草

姜引，水煎服。

产后恶露不止

问云：云者何？曰：产后冲任损伤，气血虚惫，旧血未

尽，新血不敛，相并而下，日久不止，渐成虚劳者。大补气血，使旧血得行，新血得生。不可轻用固涩之剂，使败血凝聚，变为癥瘕，反为终身之害，十全大补汤主之。如小腹刺痛者，四物汤加元胡、蒲黄（炒）、干姜（炒）各等分。

产后恶露不下

以小腹胀满，刺痛无时，乍痛乍止，痛亦不甚辨之。

问云：云者何？曰：此有二症，治各不同。或因子宫素冷，停滞不行者，黑神散主之。此必小腹胀满刺痛无时也。或因脾胃素弱，中气本虚，败血亦少，气乏血阻，不能尽下。其症乍痛乍止，痛亦不甚，加减八珍汤主之。

人参　白术　白茯　炙草　归身　川芎　赤芍　熟地　元胡索　香附

姜枣引，水煎，食前服。

产后眼见黑花昏眩

问云：云者何？曰：恶露未尽，败血流入肝经，肝经开窍于目，故眼见黑花。诸风振掉，皆属肝木，故为昏眩。用前清魂散加牡丹皮一钱，煎服如前。

产后胁痛

问云：云者何？曰：此亦败血流入肝经。厥阴之脉循行胁肋，故为胁痛。症有虚实，宜分治之，不可误也。如胁下胀，手不可按，是瘀血也，宜去其血，芎归泻肝汤主之。

归尾　川芎　青皮　枳壳　香附便浸　红花　桃仁各二钱

水煎，入童便一钟，酒一钟，服。

如胁下痛，喜人按，其气闪动肋骨，状若奔豚者，此去血太多，肝脏虚也，当归地黄汤主之。

归身　白芍　熟地俱酒洗　人参　甘草　陈皮　桂各一钱

姜枣引，水煎。

产后不语

问云：云者何？曰：人身㉚有七孔三毛。产后虚弱，败血停积，闭于心窍，神志不能明了，故多昏愦，又心气通于舌，心气闭则舌强不语也，七珍散主之。

人参　石菖蒲　生地　川芎各一钱　细辛三钱　防风五分
辰砂研，五分

水煮，调辰砂，食后服。

又有语言不清，含糊謇涩者。盖心主血，血去太多，心血虚弱，舌乃心之苗，其血不能上荣于舌，萎缩卷短，语之不出也，加味参麦散主之。

人参　麦冬　归身　生地　炙草　石菖蒲各一钱　五味子
十三粒　猪心一个，劈开

水二盏，煮至一盏半，去心，入药，煎七分，食后服。又治怔忡有效。

产后暴崩

问云：云者何？曰：产后冲任已伤，气血未复；或恣情

㉚身：大兴堂本作"心"。当是。

欲，劳动胞脉；或食辛热，鼓动相火；或因恶露未尽，固涩太速，以致停留。一旦复行，须要详审。先用四物汤，倍加芎归，再加人参，作大剂服之，扶其正气，然后随其所伤，加减调治。

因于房劳者，本方加黄芪、炙草、阿胶炒、艾叶同服。

因于辛热者，本方加白术、白茯、甘草、黄连炒。

因于劫涩㉛者，本方加香附、桃仁。

崩久不止，只用本方调十灰散服之。盖崩本非轻病，产妇得之，是谓重虚，尤不可忽也。

产后瘕块

问云：云者何？曰：此恶露不尽之害也。盖由新产恶露不来，或来不尽，或产妇畏药，虽有痛苦，强忍不言，或主人与医坚执产后虚补之说，不可轻用去血之药，以致败血停留，久而不散，结聚成块，依附子宫，妨碍月水，阻绝嗣息，夭其天年。欲治此者，必用丸药以渐磨之，非汤散旬日之力。

熟地二两　香附醋制，四两　山茱萸去核，一两　牡丹皮去木，一两五钱　桂一两　归身二两　川芎一两　三棱　莪术上醋煮煨，各一两　九肋鳖甲去肋，醋炙枯，一两　桃仁一两　五灵脂一两五钱　元胡索　破故纸炒，各一两　木香一两

蜜丸，每空心服五十丸，白术、陈皮汤下。此症惟坐马丹方，见效如神。瓦龙子㉜破瘀圣药也，万氏未注。此二方或者奇方骇众，故不注耶。

㉛劫涩：大兴堂本作"固涩"。
㉜瓦龙子：大兴堂本作"灰龙子"。

产后玉户不敛

问云：云者何？曰：女子初产，身体纤柔，胞户窄小，子出不快，乃致折裂，浸淫溃烂，日久不敛，宜用十全大补汤，外又用敷药。

白芨　白龙骨　诃子　烂蜂壳　黄柏炒，等分

为细末，先用野紫苏洗，拭干，以此药搽之，即效。又乌龟壳入干夜合草于内塞满，烧烟熏之自合。

产后乳汁不通

问云：云者何？曰：或初产之妇，则乳方长，乳脉未行；或产多之妇，则气血虚弱，乳汁短少，并用加味四物汤。

归身　人参　川芎　赤芍　生地　桔梗　甘草　麦冬　白芷各一钱

如曰[33]乳不行，身体壮热，胸膈胀闷，头目昏眩者，加木通并滑石末，水煎，食后服。更煮猪蹄汤食之，则乳汁自通。用猪蹄一对，洗净，煮烂，入葱调和，并汁食之。又云：要入香油炒过穿山甲，共煮，去甲食之，神效。

产后霍乱吐泻

问云：云者何？曰：脾胃者，气血之本也。产后血去气损，脾胃亦虚，风冷易乘，饮食易伤，少失调理，即有霍乱、

---

[33]曰：大兴堂本作"因"。

心腹绞痛、手足逆冷、吐泻并作，加味理中汤主之。

人参　白术　炙草　干姜炮　陈皮　藿香　厚朴姜制

姜五片

水煎，温服无时。

产后泄泻

问云：云者何？曰：产后中气虚损，寒邪易侵，若失调理，外伤风寒，内伤生冷，以致脾胃疼痛，泄泻不止，理中汤主之。如泄泻不止者，再加肉桂、豆蔻面炮㉞，煨，共末，蜜丸，米饮下。

产后痢疾

问云：云者何？曰：湿多成泄，暴注下迫，皆属于热。赤白痢者，乃湿热所为也。故赤者属热，自小肠而来；白者属湿，自大肠而来。俗云：赤为热，白为寒，非也。无积不成痢，盖由产母平日不肯忌口，伤于饮食，停滞于中，以及中气虚损，不能调理，宿积发动而为痢也。亦有因子下之时，说腹中空虚，多食鸡蛋与鸡之例以补虚，殊不知食饮自倍，脾胃乃伤，脾胃伤，遂致以克化，停滞而成痢也。务宜详审斟酌，以施治法，庶不误人。

如果新产之时，饮食过伤者，其症腹中胀痛，里急窘迫，身热口渴，六脉数实，宜下之。加味小承气汤主之。

枳实麸炒　厚朴姜炒，各二钱　大黄酒炒，二钱五分　槟榔一

㉞炮：大兴堂本作"包"。当是。

钱半　炙草—钱　生姜三片

水煎，热服。以快便㉟为度，中病即止，后用四君子汤（人参、白术、茯苓、甘草）加陈皮和之。

如新产后未有所伤，其脉其症与上却同者，此宿食为病也，宜消而去之，枳实汤主之。

枳实麸炒　木香　炙草各—钱　厚朴姜制，二钱　槟榔—钱五分　生姜三片

水煎服。快利为度，后以四君子汤加陈皮利之。

如无新旧食积，下痢赤白，腹痛窘迫，脉沉数者，此虚痢也，宜行气和血为主，当归芍药汤主之。

归身　人参　白芍酒　白茯各—钱　炙草　木香各五分枳壳炒，七分　黑干姜五钱　陈皮—钱　乌梅—个

水煎，食前服。

如久痢不止者，此气虚血少，肠滑不禁也，宜四君子汤加白芍、乌梅、瞿㊱粟壳主之。

又有产后恶露不下，以致败血渗入大肠而利鲜血者，腹中刺痛，里不急、后不重是也。

枳壳麸炒，—钱半　荆芥穗略炒，二钱五分

水煎服，效。

产后大便闭涩㊲不通

问云：云者何？曰：人身之中，腐化糟粕，运动肠胃者，气也；滋养津液，溉沟渎者，血也。产后气虚而不运，故糟粕

㉟快便：即"快利"。

㊱瞿：大兴堂本作"罂"。当是。

㊲涩：视履堂本作"塞"。可参。

缠滞而不行，血虚而不润，故沟渎干涩而不流，大便不通，乃虚秘也。不可误用下剂，反加闭涩，宜润燥汤主之。

人参　甘草各五分　归身梢　生地　枳壳各一钱　火麻仁去壳，捶碎，二钱　桃泥末二钱　槟榔磨汁，五分

先将上六味煎，后入桃泥末二钱，入槟榔汁服。

更用苏麻粥：

真苏子一合，火麻子三合，共擂烂，以水一盏，滤汁，又擂取汁，渣尽为度。用汁和粳米煮粥食之，甚效。老人虚秘，尤宜常用。

产后小便不通或短少

问云：云者何？曰：膀胱者，州都之官，津液藏焉，气化则能出矣。产后气虚，不能运化流通津液，故使小便不通，虽通而亦短少也。勿作淋秘，轻用渗利之药，其气益虚，病亦甚，宜加味四君子汤主之。

人参　白术　白茯　炙草　麦冬　车前子各一钱　桂心五分　姜三片

水煎，食前服。

又有恶露不来，败血停滞，闭塞水渎，小便不通，其症小腹胀满刺痛，乍寒乍热，烦闷不安，加味五苓散主之。

猪苓　泽泻　白术　茯苓　桂心各一钱　桃仁去皮尖　红花各二钱

水煎。

产后淋

问云：云者何？曰：此亦血去阴虚生内热症也。盖肾为至

阴，主行水道，去血过多，真阴亏损，一水不足，二火更甚，故生内热，小便成淋而涩痛也，加味导赤散主之。

生地　赤芍　木通去皮　甘草梢　麦冬　黄柏　知母　桂心各一钱　灯心四十七寸

水浸㊳，调益元散二钱服。

问：前言小便不通，后言淋涩，二症何别？曰：不通者属气虚不通，淋属内热涩痛，以此别之。

附：回生丹并㊴论

何集庵曰：回生丹，保产之仙药也。数年前有修合施人者，临产服一丸，坦然快便，不觉其苦。但闻制药时，必先斋戒虔心，发愿普济，然后择一静室，如法遵行。同学马禹琛，又在吴门制六百余丸，蒙以十丸见赠，余归即随手与人，癸丑冬日，有一难产者，子死腹中，余闻而急，简笥㊵中尚有一丸，送与服之，死胎立下，母命获全，人咸惊叹。余遂发心，即日修制广施，迄今丙辰，业已四载，其间产中艰难诸症，无不立效。但此方不知始自何人，遍简方书，唯《万病回春》有之。记云：长葛孙奎台经验，较余所传之方尚有所缺，法制汤引亦示㊶讲明。余特为详述之，列方如下。

㊳水浸：视履堂本作"水煎"。可参。

㊴并：大兴堂本作"方"。

㊵笥：藏物的竹器，多指箱和笼。

㊶示：视履堂本作"未"。

回生丹

锦纹大黄一斤，为末　苏木三两，打碎，用河水五碗煎汁三碗听用　大黑豆三升，水浸，取壳，用绢袋盛壳同豆煮熟。去豆不用，将壳晒干，其汁留用　红花三两，炒黄色，入好酒四碗，煎三五滚，去渣，存汁听用　米醋九斤，陈者佳

将大黄末一斤，入净锅，下米醋三斤，文火熬之，以长木箸不住手搅之成膏，再加醋三斤熬之，又加醋三斤，次第加毕。然后加黑豆汁三碗，再熬。次下苏木汁，次下红花汁，熬成大黄膏。取瓦盆盛之，大黄锅粑亦铲下，入后药同磨。

人参二两　当归一两，酒洗　川芎一两，酒洗　香附一两，醋炒　玄胡索一两，醋炙　苍术一两，米泔浸，炒　蒲黄一两，隔纸炒　茯苓一两　桃仁一两，去皮尖、油　川牛膝五钱，酒炒　甘草五钱，炙　地榆五钱，酒洗　川羌活五钱　广橘红五钱　白芍药五钱，酒炒　木瓜三钱　青皮三钱，去穰　炒白术三钱，米泔浸，炒　乌药二两半，去皮　良姜四钱　木香四钱　乳香二钱　末㊸药二钱　益母草二两　马鞭草五钱　秋葵子二钱　熟地一两　三棱五钱，醋浸透，纸裹煨　五灵脂五钱，醋煮化，焙干，研细　山茱萸肉五钱，酒浸湿，捣烂，入药酒

上三十味，并前黑豆壳，共晒干为末，入石曰㊸内，下大黄膏拌匀，再下炼熟蜜一斤，共捣千杵，取起为丸。每丸重二钱七八分，静室阴干，须二十余日，不可日晒，不可火烘，干后只重二钱有零，熔蜡护之，所谓蜡丸也。用时去蜡壳，调服其汤。又各有所宜，开列于下。

———————

㊸末：视履堂本作"没"。当是。
㊸石曰：大兴堂本作"石臼"。当是。

　　一临产用参汤服一丸，则分娩全不费力，如无参，用淡淡炒盐汤。论曰：凡胎已成，子食母血，足月血成块，谓之儿枕。将产，儿枕先破，血裹其子，故难产。服此丹，逐去败血，须臾自生。横生、逆产同治。亦有因气血虚损难治者，宜多服人参。

　　一子死腹中，因产母染热病所致，用车前子一钱煎汤，调服一丸或二丸至三丸，无不下者；若因血下太早，子死，用人参、车前子各一钱，煎汤服。如无参，用陈酒少许，煎车前汤。

　　一胎衣不下，用炒盐少许泡汤，调服一丸或二三丸，即下。

　　一产毕血晕，用薄荷汤，调服一丸，即醒。

　　以上四条，乃临产紧要关头，一时即有名医，措手不及，起死回生，此丹必须预备。

　　一产后三日，血气未定，还走五脏，奔充于肝，血晕，起止不得，眼见黑花，以滚水调服此丹，即愈。

　　一产后七日，气血未定，因食物与血结聚胸中，口干、心闷、烦渴，滚水下此丹，愈。

　　一产后虚羸，血入于心肺，热入于脾胃，寒热似疟，实非疟也，滚水服此丹，愈。

　　一产后败血，走注五脏，转满四肢，停留化为浮肿，渴而四肢觉寒，乃血肿非水肿也。服此丹，愈。

　　一产后败血热极，心中烦躁，言语癫狂，非风邪也。滚水服此丹，愈。

　　一产后败血，流入心孔，闭塞失音，用甘菊花三分，桔梗三分，煎汤，调服。

　　一产未满月，误食酸寒坚硬之物，与血相搏，流入大肠，不得克化，泄痢脓血，用山楂煎汤调服。

一生产时，百节^㊹开张，血入经络，停留日久，虚胀酸疼，非湿症^㊺也，用苏梗三分，煎汤，调服此丹，愈。

一产后月中，饮食不得应时，兼致怒气，余血流入小肠，闭塞水道，小便涩结，尿血似鸡肝，用木通四分煎汤，调服此丹。又或流入大肠，闭却肛门，大便涩难，有瘀而成块如鸡肝者，用广皮三分，煎汤，调服此丹。

一产后恶露未净，饮食寒热不得调和，以致崩漏，形如肝色，潮热烦闷，背膊拘急，用白术三分，广皮二分，煎汤，兼用调服。

一产后败血入五脏六腑，并走肌肤四肢，面黄口干，鼻中流血，遍身斑点，危症也，陈酒化服此丹，可愈。

一产后小便涩，大便闭，乍寒乍热，如醉如痴，滚水调服此丹。

以上十三条，皆产后败血为害也，故此丹最有奇功。至产后一切异症，医所不识，人所未经，但服此丹，无不立安。一丸未应，二丸、三丸必效无疑。

胎前常服此丹，壮气、养胎，滋阴、顺气，调和五脏，平理阴阳，更为神妙。室女经闭，月水不调众疾，并效。

㊹百节：视履堂本作"骨节"。
㊺湿症：视履堂本作"温症"。

末　卷

保产良方

调经种玉汤

当归身八钱　川芎四钱　熟地一两　香附六钱，炒　白芍六钱，酒炒　茯苓四钱　陈皮三钱　吴茱萸三钱①　丹皮三钱　元胡索三钱

若过期而经水色淡者，血虚有寒也，加官桂、炮姜、熟艾各一钱；若先期三五日，色紫者，血虚有热也，加条芩三钱，锉，四帖，生姜三片，水碗半，煎至一碗，空心温服。渣再煎，临卧时服。经至之日服起，一日一服，药完经止，即当入房，必成孕矣。纵未成孕，经当对期，俟期②来再服，最效。

歌曰：归芎熟地香附芍，茱萸苓陈丹皮索。

---

①三钱：大兴堂本作"一钱，炒"。
②期：视履堂本作"经"。

产前治法

产前之症，俱照各门治之，惟有子悬、胎漏、胎动最难。更可畏者，是横生倒养，不可不急讲③也。子悬之症，乃胎热而子不安，身欲起立于胞④中，故若悬起之象，其实非子能悬挂也。若作气盛下之，立死矣。用：

人参二钱　白术五钱　茯苓二钱　白芍五钱　黄芩三钱　杜仲二钱　熟地一两　生地三钱　归身二钱

此方全是利腰脐之圣药，少加黄芩清之，则胎得寒，而子自定，况方中滋补有余，而寒凉不足。盖胎系于腰脐之间，而胞又结于任冲之际，今药皆直入于内经之中，则深根固蒂，子即欲动而不能，况又有清子之药，有不泰然于下者乎？

漏胎乃气血不足之故，急宜以峻补之方。用：

人参二钱　白术五钱　杜仲二钱　枸杞一钱　山药二钱　归身一钱　茯苓一钱　熟地五钱　麦冬二钱　北五味五分　黄肉二钱　甘草一钱

水煎服。

此方不寒不热，安胎之圣药也。凡有胎不安者，此方安之，神效。胎之动也，由于男女之癫狂，今补其气血，自然镇定，又何至漏胎哉。

胎动，即漏胎之兆，亦以此方治之，无不神效。

难产，如横生倒养，此死亡顷刻也。若无急救之法，何以

---

③讲：视履堂本作"请"。
④胞：大兴堂本作"胎"。

成医之圣。然而胎之不顺，由于气血之亏，气血既亏，子亦无力，往往不能转顺头，遂至先以手出，或先脚下矣。倘手足先出，即以针刺儿之手足，则必惊而缩入。急用：

人参一两　归身三两　川芎二两　红花三钱

速灌之，少顷则儿头直而⑤到门矣。倘久而不顺，再将前药服之，不可止也。若儿头既已到门，久而不下，此交骨不开之故。速用：

柞木枝一两　归身二两　川芎一两　人参二两

煎汤服。

少顷，必然一声响亮，儿即生矣。倘儿头不下，万万不可用柞木枝。盖此味专开交骨，儿未回头，而产门先开，亦死之道。故必须儿头到门，而后可用此方也。此产前之法，必当熟悉于胸中，而后临产不致仓皇。

小产治法

小产虽无大产之虚，而气血亦大伤矣，宜急补之，则日后坐胎，不致再有崩漏。方用：

人参五钱　茯苓三钱　熟地一两　杜仲二钱　炮姜五分　白术五钱

水煎服。

此方乃补气补血之圣方，胞动而下，必损带脉，补其气血，则带脉损处，可以重生，他日受孕，不致有再损之虞也。

---

⑤直而：视履堂作本作"自转顺"。

又治胎动方

白术一两　熟地一两

水煎服。

此方妙在用白术以利腰脐，用熟地以固根本，药品少而功用专，所以取效神也。此方可以救贫乏之人，名黑白安胎散。

又治胎漏方

白术五钱　熟地一两　三七根末三钱

水煎服。

此方妙在三七根，乃止血神品，故奏效如响，名止漏绝神丹。

产难方

难产妇人之常，但难产非儿之横逆，实母之气衰，以致儿身不能回转，于是手先出而足先堕矣。但见此等生法，口中念"无上至圣化生佛"百遍，儿之手足即便缩入。急用：

人参一两　附子一钱　归身二两　川芎五钱　黄芪一两

煎汤与之，儿身即顺，立刻产下。盖参芪补气，归芎补血，气血既足，儿易舒展，何必服催生之丸哉！倘不补气血，而用催生堕胎之药，必致转利转虚，不杀母即⑥杀子矣。

---

⑥即：大兴堂本作"必"。

又治产难方

如胞浆已破，血来许久而不生者，皆因血气干枯所致。急宜用：

归身<small>四两</small>　川芎<small>一两</small>　益母草<small>二两</small>　人参<small>一两</small>

浓煎汤，频频与之，自无不下。如贫不能得许多参，即数钱亦可，或重用黄芪代之亦可。如用黄芪，必须三四两，再加附子一钱。横生逆产俱可治。

附：佛手散

治六七个月后，因事跌磕伤胎，或子死腹中，疼痛不已，口噤昏闷，或心腹饱满，血上冲心者，服之，生胎即安，死胎即下。又治横生、倒产及产后腹痛、发热、头痛。逐败血，生新血，能除诸疾。

当归<small>五钱</small>　川芎<small>三钱</small>　水<small>七分</small>　酒<small>三分</small>

同煎七分。

如横生倒产，子死腹中者，加黑马料豆一合，炒焦，乘热淬入水中，加童便一半煎服，少刻再服。

附：加味芎归汤

百试百验，万叫万灵，真神方也。此方必儿头到门，方可服。

当归<small>一两</small>　川芎<small>七钱</small>　龟板<small>手大一片，醋炙研末</small>　妇人头发<small>如鸡蛋大，瓦上焙存性</small>

水二碗，煎一碗服。如人行五里即生，死胎亦下。

薛云：交骨不开者，阴气虚也，用此方如神。又云：上舍某之妻，产门不开，两日未生，服此方一剂，即时而产。上舍传此方用之者无不验。

附：保产神效方

未产能安，临产能催，偶伤胎气，腰疼腹痛，甚至见红不止，势欲小产，危急之际，一服即愈，再服全安。临产时交骨不开，横生逆产，或子在腹中，命在垂危，服之奇效。

全当归酒洗，一钱五分　真川芎一钱五分　紫厚朴姜汁炒，七分　菟丝子酒泡，一钱半　川贝母去心净，一钱，煎好方和入　枳壳麸皮炒，六分　川羌活六分　荆芥穗八分　黄芪蜜炙，八分　蕲艾醋炙，五分　甘草炙，五分　白芍药酒炒，一钱二分，冬用一钱　生姜三片

水两钟，煎八分，渣水一钟，煎六分，产前空心预服二剂，临产随时热服。此乃仙授奇方，慎勿以庸医加减其分两。

产后治法

产后之病，不可枚举，总以补气补血为主。产后往往血晕，头痛，身热，腹疼，或手足逆冷而转筋，或心胁满而吐呕，风邪入而变阴寒，或凉气侵而直为厥逆，皆死亡定于旦夕，而危急乱于须臾也。此时若作外症治之，药下喉即变症莫测矣，可不慎欤！方用：

人参五钱　白术五钱　熟地一两　归身二两　川芎一两　荆芥末炒黑色，二钱

此方为主，有风感之，加柴胡八分；有寒入之，加附子一

钱，肉桂一钱；其余诸症俱不可乱加。以此方服之，无不神效，但可或减分两而不可去药味。盖产妇一身之血，尽行崩下，皮肤腠理，如纸之薄，邪原易入，然亦易出也。故于大剂补正之中，略加祛邪之药，少粘气味，邪则走出于躯壳之外，焉可照平常无病之人，虑其邪之难散，而重用逐邪之方也。方中妙在纯是补气补血之品，全不顾邪，尽在补正，正气既盛，邪气自遁。况方中原有荆芥之妙剂，不特引气血各归经络，亦能引邪气各出皮毛。此方之所以真奇妙也。惟有儿枕痛，手按之少痛者，宜加入山楂十粒，桃仁五个可也。一剂即去之，余药万不可轻用增入也。或问熟地三日内可用否？曰：一日何尝不可用也。

产后圣方

人参三钱　归身一两　川芎五钱　荆芥末一钱，炒黑　益母草二钱

水煎服。

有风加柴胡五分，有寒加肉桂一钱，血不净加山楂十粒，血晕加炮姜五分，鼻中衄血加麦冬二钱，夜热加地骨皮一钱，有食[7]加山楂五粒，谷芽一钱，有痰加白芥子五分，余断断不可侵[8]人。此方纯补气血而不治表，所以为妙，屡治产后，无不神效。

---

[7]有食：大兴堂本作"宿食"。
[8]侵：视履堂本作"加"。

又产后圣方

产后最宜服参，但贫者不易得，今酌定一方代之。

黄芪八钱，蜜炙　白术三钱　归身三钱　茯苓一钱　熟地四钱　炙草一钱　益母草二钱　怀膝一钱　炮姜一钱

如自汗、眼花、视小为大，是将脱也，宜服参附汤。

人参一两，附子一钱或二钱、三钱。参不可得，则前方芪可加至二两，更加附子一钱。

临产宜服独参汤，参不可得，则前方去牛膝、炮姜，加滑石末二钱，产自易。此方⑨届月即可服。

治乳肿硬方

产后诸症悉属虚，惟乳肿硬发热，则暂宜疏滞，订方如下：

漏芦　瓜蒌　橘叶　甘草节各一钱　青皮　通草各八分
蒲公英　金银花各二钱

一二剂即瘥，不可多服。

小儿开口良方

穿山甲一片，防风二钱，甘草五分，煎汁极浓，磨穿山甲二三匙，开口，余搽乳头上。二日后小儿大便出黑屎为验，可免终身一切惊风。屡试屡验。小儿开口，最忌金墨黄连，切不可用。

---

⑨方：视履堂本作"汤"。

小儿免麻痘方

俟小儿脐带落下，以新瓦二片，上下各一片，将脐带挟在中间，焙成炭，存性，务宜勤视，总以烟尽为度。取出用碗覆地上，去火气一时，取起。戥称，如脐炭重一分，外用辰砂五厘，同脐炭放乳钵内研成细末，另用当归一钱，防风一钱，煎流水二三匙，调前末，与小儿服尽为度。三日后小儿通身发出沸疮样，脱去皮肤，即验。终身可免麻痘，纵出亦必稀。

又稀痘神验方

大麻子去壳，取肉，拣肥白者，三十六粒　朱砂一钱，另研极细末，须透红劈砂为妙　真麝香五厘

上将朱砂、麝香二味共为细末，然后入大麻，三味共研一处，极细，成膏子，于五月五日午时，搽小儿头顶上、前心窝、后背心、两手心、两足心、两胯弯，并两胁窝、两胯弯，共一十三处。俱要搽到，勿使药有余剩，如钱大，搽后不可洗动，待其自落。本年搽过一次，出痘数粒；次年端午节午时再搽一次，出痘一二粒；再次年端阳午时，又搽一次，痘永不出。如未过一周小儿，于七月七日、九月九日，亦依前法搽之，更妙。传方之家，已十六代不出痘，有益无损，诚宝赤[10]之灵丹也，宜留心预备之。

---

[10]宝赤：大兴堂本作"保赤"。

广嗣纪要

原著　明·万全

卷之一

全尝著《广嗣纪要》，一曰修德，以积其庆；二曰寡欲，以全其真；三曰择配，以昌其后；四曰调元，以却其疾；五曰协期，以会其神。遵而行之，有子之道也。若山水之灵，祈祷之应。必有德无欲者，天地交感，志意潜通，可芾①无子而获孔释②抱送③之祥矣。否则徼福于冥冥之中，其不为天地厌之者几希！

修德篇第一

巢氏云：夫人无子者，盖有三焉，一者坟墓不嗣，二者夫妇年命相克，三者夫疹④妇病。皆令无子。若夫疹妇病，可以服药而后能有子，余者皆不可治也。

密斋著修德积庆之铭曰：民之有生，宗祀攸系。不生不育，人道乃熄。天不弃人，惟人自弃。厥动匪彝，自求祸戾。无高不摧，无升不坠⑤。盛衰相乘，四时之序。积善之家，庆流不匮。栽者培之，造化之秘。谨按：人之乏嗣者，或气数将

①芾：通"拂"。拔除。
②孔释：孔丘与释迦。
③抱送：生子送子。抱，生子。
④疹：视履堂本作"疾"。下同。
⑤无高不摧，无升不坠：忠信本作"无高不升，无深不坠"。

穷，脉络当绝；或骄奢已极，福泽少减；或残忍太甚，罪业难逃。苟非省躬悔过，积功崇德，则不能转祸为福也。故曰君子修之吉。

《太上感应篇》⑥ 十种利益

一、收街市遗弃婴儿，倩人⑦看养。俟年十五，愿识认者，还归父母团圆。

二、每冬十一月初三为始，收六十以上、十五以下乞丐、贫人，入本家养济院，每日给米一升，钱十五文。至来年十一月初三日，满一年，令其自便求趁。

三、普施汤药，应验救人病苦。

四、施棺木，周给无力津送之家。

五、使女长大，不计身钱，量给衣资，听其适人。

六、专一戒杀，救护众生，遇有飞走物命，买赎放生。

七、每遇荒歉之年，其粮贵籴贱粜⑧，赈济贫民。

八、应有寺观损坏者，修理之；圣像剥落者，为装饰之；或桥梁道路沟渠不通者，咸为治焉。

九、有远乡士夫、客旅流落者，酌量远近，以助裹粮而周急还乡。

十、居权司，凡遇冤枉，必与辨明。

密斋云：十种利益，如收养乞丐、贫人一条，惟公侯宰相之家得为之，不如遇有饥寒者即周急之。如施棺木一条，所济

---

⑥《太上感应篇》：此书出于《抱朴子》，旨在劝善。后经宋代李昌龄、郑清之等先贤发扬光大，流通于世，影响深远。作者不详。

⑦倩人：谓请托别人，雇请人。

⑧贵籴（dí，迪）贱粜（tiào，跳）：籴，买米。粜，卖米。

有限，不如见路旁之死人，暴露之枯骨，即请人掩埋之。如放禽兽一条，不可为例，恐有捉捕来求利者，未免反伤其生也。如贵籴贱粜一条，不如丰歉平粜，勿论贵贱。如修理寺观，装饰神像，必亲监视之，恐被欺罔虚报也。

昔东京有一焦公，三世无嫡嗣，遂为商旅，游玩名山，寻访至人，问其因果。及至京都，见一老僧，声清而远，目视精光，数与谈论，语言甚异，故就席而坐。僧曰：有何所论⑨？焦曰：贫家三世无嫡嗣，奈何？僧曰：无嗣者有三：一、宗祖无德，自己无行；二、夫妇年命，恐犯禁忌；三、精神不守舍，妻妾血寒。有何法术？再⑩拜告曰：愿闻一言。僧曰：不难。先修德，后修身，三年之后，可到五台山，当授异方。说毕，忽不见。焦自遇老僧之后，时时行方便，种种积阴功。遇人临难者，效观音之救苦；见物垂死者，体太上之好生。行恩布德，如此三年，竟往五台山寻访老僧。数日不见，乃忽见行童手持一书言：老师传语，大夫功成行满，回宅合药，志诚服之，富贵子孙，随念降生。焦公曰：但得嫡子足矣，何望贵子乎！于是生焦员外。后员外养子不肖，叹曰：有何损德如是？忽遇一道人云：汝有忧色，何不往五台山见老僧？焦氏顿首，遂往五台山决其因果。至五台山不见老僧，只见行童曰：老师昨日言员外今日到山，令行相接也。再三传语，何必来问，但依父行，愚者自贤耳，后必生贤德子孙。焦氏曰：岂愚者反贤乎？行童曰：昔窦氏五子皆不全形，后行恩布德，皆拜科第。焦氏拜谢而归。

密斋云：修德莫如悔过，过而不悔，则累其德矣。祷之于

---

⑨所论：忠信堂本作"见论"。
⑩再：此上忠信堂本有"焦"字。

天，不若反求诸己，反身不诚，则获罪于天矣，此无子之报应也。

《良方论》云：分野异域，则所产有多寡之宜；吉事有祥，则所梦各达其类。是故荆扬多女，雍异⑪多男，熊罴男子之祥，虺蛇女子之祥。是皆理之可推也。

---

⑪雍异：视履堂本作"雍冀"。

卷之二

寡欲篇第二

经曰：丈夫二八肾气盛，天癸至，精血①溢泻，阴阳和，故能有子。女子二七而天癸至，任脉通，太冲脉盛，月事以时下，故有子。

仓公云：男子精盛以思室，女子血盛以怀妊。

密斋云：男女配匹，所以广胤嗣，续纲常也。厥系匪轻。求子之方，不可不讲。夫男子以精为主，女子以血为主，阳精溢泻而不竭，阴血时下而不愆，阴阳交畅，精血合凝，胚胎结而生育蕃矣。不然，阳衰不能下应乎阴，阴亏不能上从乎阳，阴阳牴牾，精血乖离，是以无子。昧者曾不知此，乃拂自然之理，谬为求息之术方，且推生克于五行，蕲②补养于药石，以伪胜真，以人夺天。虽有子，孕而不育，育而不寿者众矣。

《褚氏遗书》云：男子二八而阳精溢，女子二七而阴血滋，阳精阴血，皆饮食五味之实秀也。男子精未通而御女以通其精，则五体有不满之处，异日有难状之疾。阴已痿而思色以降其精，则精不出，小便道涩而为淋。女子天癸既至，逾十年无男子合则不调，未逾十年思男子合亦不调。不调则旧血不

---

①精血：《素问·上古天真论篇》作"精气"。
②蕲：通"祈"。祈求。

出，新血妄行，虽合而难子。

师云：古人男子三十而后娶，女子二十而后嫁。正如褚氏之论，恐伤其精血也。故求子之道，男子贵清心寡欲以养其精，女子贵平心定意③以养其血。何也？盖男子之形乐者气必盈，志乐者神必荡。不知安调则神易散，不知全形则盈易亏，其精常不足，不能至于溢而泻也。此男子所以贵清心寡欲，养其精也。女子之性偏急而难容，情媚悦而易感。难容则多怒而气逆，易感则多交而沥枯，气逆不行，血少不荣，则月事不以时也。此女子所以贵平心定气，养其血也。

抑又论之：孟子曰，养心莫善于寡欲。寡欲者，尤男子之至要也。盖肾藏精，肝之脉环于阴器而出其挺末，心不妄动则精常溢泻，肝实而阳道奋发矣。苟心慕少艾，纵恣无度则精竭，精竭则少而不多。精竭于内则阳衰于外，痿而不举，举而不坚，坚而不久。隐曲且不得，况欲输其精乎？是则肾肝俱损，不惟无子，而且有难状之疾矣。

《要略》曰：脉得诸芤动微紧，男子失精，女子梦交，桂枝龙骨牡蛎汤主之。

桂枝　芍药　生姜各三两　甘草二两　大枣十二枚　龙骨牡蛎各三两。

水七升，煮取三升④。

密斋云：此方乃固涩之剂，非镇心安神之药也。盖神者，精气之主也。神以御气，气以摄精，故人寤则神栖于心，寐则神栖于肾。心肾⑤，神之舍也。昼之所为，夜之所梦，男子梦交而精泄，女子梦交而精出，是皆不知清心寡欲之道者也。斯

---

③意：忠信堂本作"气"。据下文，当是。

④三升：此下忠信堂本有"分三服"三字。

⑤心肾：忠信堂本作"心者"。

人也，神不守舍，从欲而动，昼有所感，夜梦随之，心不摄念，肾不摄精，久而不已，遂成虚损。或有神气萎靡，念虑猖狂，风邪乘其虚，鬼气于其正，与妖魅交通者，是又难状之疾也。详见上卷。辟邪丹⑥宜镇神镇精丹主之。

人参一两　茯神一两　远志甘草水煮，去心，一两　柏子仁一两　酸枣仁去壳，一两　石菖蒲一两　白龙骨　牡蛎煅，各二两半　辰砂水飞，五钱，留一钱为衣

以上共为末，炼蜜丸，如弹子大，每服一丸，枣汤下。

丹溪曰：人受天地之气以生。天之阳气为气，地之阴气为血，故气常有余，血常不足。何以言之？男子十六而精通，女子十四而经行。是有形之后，犹有待于乳哺、水谷之养，阴气始成，而可与阳气为配，以能成人。而为人父母，古今⑦必待三十、二十而后嫁娶，可见阴气之难于成，而古人之善于保养，则伸阳于肾，有补无泻，正是此意。又按：《礼记》注曰：惟五十然后养阴者，有以加。《内经》曰：年至四十，阴气自半，而起居衰矣。又曰：男子六十四而精绝，女子四十九而经断。夫以阴气之成，止供给得三十年之用，已先病矣。人之情欲无涯，此难成易败之阴气，若之何而可以纵欲也。

或曰：人在气交之中，今欲顺阴阳之理，而为摄养之法，如之何则可？曰：主闭藏者肾也，司疏泄者肝也，二脏皆有相火，而其系上属于心。心，君火也。为物所感则易于动，心动则相火翕然而随，虽不交会亦暗流而渗漏矣。所以圣贤只教人收心养性，其旨深矣。天地以五行更迭衰旺而成四时，人之五脏六腑亦应之而衰旺。四月属巳，五月属午，为火太旺，火为

---

⑥丹：据文义疑作"衍文"。
⑦古今：视履堂本作"人"。义胜。

肺金之夫，火旺则金衰。六月属未，为土火⑧旺，土为水之夫，土旺则水衰。况肾水尝借肺金为母，以辅助其不足。故《内经》谆谆然资其化源也。

古人以夏月必独宿而淡滋味，兢兢业业于爱护保养金水二脏，正嫌火土之旺耳。《内经》又曰：藏精者，春不病温。十月属亥，十一月属子，火气潜伏闭藏，以养其本然之真，而为来春升阳发生之本。若于此不恣欲以自戕，至春升之际，根本壮实，气不轻浮，焉有温热之病？夫夏月秋⑨土之旺，冬月火气之伏，此论一年之虚耳。若上弦前、下弦后，月廓空，亦为一月之虚。大风大雾，虹霓飞雹，暴寒暴热，日月薄蚀，忧愁忿怒，惊恐悲哀，醉饱劳倦，谋虑勤勤，又皆为一日之虚。若病患初退，疮痍正作，尤不止一日之虚。今人多有春末夏初患头痛脚软，食少体弱。仲景论春夏剧，秋冬差，而脉弦大者，正世俗谓注夏⑩病也。若犯四者之虚，似难免此。夫当壮年，便有老态，仰事俯育，一切隳废，兴言至此，深可惊叹。古人谓不可晃⑪欲，使心不乱。夫以温柔之感于体，声音之感于耳，颜色之感于目，馨香之感于鼻，谁是铁心汉不为动扰？善养生者，于此五个月出居于外，苟值一月之虚、一日之虚，亦宜暂远帷幕，各自珍重，保全天和，庶可以滋助化源，水得所养，阴无亏欠，与阳平。然后阳得所附而无损越之变，遂成天地交之泰，何病之可言。

按：丹溪此论四者之虚，尤求子者之当谨也。

----

⑧土火：视履堂本作“大”。

⑨秋：视履堂本作“火”。

⑩注夏：即“疰夏”。因素体虚弱、复感受暑热之气而引起的一种季节性病症。

⑪晃：忠信堂本作“见”。

密斋云：男精女血，难成而易败如此。夫以易败之阴，从以无穷之欲，败而又败，故男不待于八八、女不待于七七而早衰矣。尝见男子近女，一宿数度，初则精，次则清水，其后则是血，败之甚矣！女子之血谓之七损，上为乳汁，下为月经，交合浸淫之水，与夫漏浊、崩中、带下之物，皆身中之血也，加以生育之多，岂不败而又败哉？此求子之道，男子当益其精。女子当益其血，节⑫之以礼，交之以时，不可纵也。

《色欲箴》云：惟人之生，与天地参。乾道成男，坤道成女。配为夫妇，生育攸寄。血气方刚，惟其时矣。成之以礼，接之以时。父子之亲，其要在兹。眷被昧者，徇情纵欲。惟恐不及，济以燥毒。气阳血阴，人身之神。阴平阳秘，我体长春。血气几何，而不自惜。我之所生，翻为我贼。女之耽兮，其欲实多。闺房之肃，门庭之和。士之耽兮，其家自废。既丧厥德，此身亦瘁。远彼帷薄，放心乃收。饮食甘美，身安病瘳。

密斋作箴曰：不孝之大，罪在无子。配匹之际，以续宗祀。时操井臼，常侍衽席。尤物移人，勿被所迷。苟或贪恋，纵欲惟危。匪嗣之求，为身之厉。火盛水衰，形槁色弊。膏肓既入，箕裘何袭。覆宗殒命，悔之无及。

茭山云：形者，精神之舍宇也。气血者，精神之父母也。所以男子养其气以输其精，积精以全其神。人身赖此以为根蒂，盖欲恬澹怡养。古云毋耗我气，毋劳我神，毋伤我血，毋摇我精，可以为守精神者矣。今人但知养其外，不知养其内。养其外者，养其口体者也。但知以酒肉为滋补，以逸欲为舒情，绝不知守精神育子之法，似乎《经》云以酒为浆，以妄

---

⑫节：忠信本作"接"。义胜。

为常者矣。是故多病无子，或生而多夭。古人养其内者，养其心肾也。不妄作劳，年跻百岁，故病少多寿也。今世无子者，多娶幼妾，或寒经而不调，或沸腾而多病，所以未成先伤，未结先坏，精血愈耗，神气愈怯，故无子，或生而多夭也。且人身精神有限，安得用度无穷？须当修省积精，以养天真，寡欲情而益眉寿。如此则惜精爱身，有子有寿，其妙何如耶？

《左传》：晋平有病，求医于秦，秦伯使医和视之，曰：疾不可为，是谓近女室，疾如蛊。非鬼非食，惑以丧志。良臣将死，天命不佑。公曰：女不可近乎？对曰：节之。淫生六疾。六气曰阴、阳、风、雨、晦、明也。分为四时，序为五节，过则为灾。阴淫寒疾，阳淫热疾，风淫末疾，雨淫腹疾。晦淫惑疾，明淫心疾。女，阴物[13]而晦时，淫则生内热惑蛊之疾。今君不节不时，能无及此乎？

按：医和所谓不节不时，不能寡欲者也。

---

[13]阴物：《左传》通行本作"阳物"。

择配篇第三

择配之道，莫善于卜。人谋鬼谋，再三则渎。文定厥祥[①]，克昌姬篆[②]。攘公之瀚，十年有臭。或有于姜，或丧其妇。筮短龟长，从长是福。曲礼昏义，钦哉三复。

《要略》曰：男子脉浮弱而涩，为无子，精气清冷。

《脉经》曰：妇人少腹冷，恶寒久，年少者得之，为无子。

脉微而涩，此为居经，三月一来。年少得此，为无子，中年得此，为绝产。

肥人脉细，胞有寒，故令少子。

密斋云：按，丈夫无子者，妻妾之多何益？妻之无子，必用妾也。人之娶妾[③]，不可不择，观其相，决之于卜。命不足信，盖有假装年月以欺人者。勿择其美，有美者必有恶，如叔

---

①文定厥祥：订婚的日子吉利，婚事吉祥。出《诗·大雅·大明》："文定厥祥，亲迎于渭。"《诗经》："文，礼；祥，吉也。言卜得吉而以纳币之礼定其祥也。"后因称订婚为"文定"。

②克昌姬篆：子孙昌大。《诗·周颂·雝》："燕及皇天，克昌厥后。"郑玄笺："文王之德安及皇天……又能昌大其子孙。"后因称子孙昌大为"克昌"。姬篆，帝王自称其所谓天赐的符命之书，作为御制天下的凭证。

③娶妾：忠信堂本作"妻妾"。

向之母论夏姬之女是也。勿择其族类，芝草无根，醴泉无源也。

《褚氏遗书》云：建平王妃姬等皆丽而无子，择良家女未笄人御，又无子。问曰：求男有道乎？澄对之曰：合男女必当年，男虽十六而精通，必三十而娶，女虽十四而天癸至，必二十而嫁。皆欲阴阳气血完实④而后交合，则交⑤孕，孕而育，育而为子，坚壮强寿。今未笄之女，天癸始至，已近男色，阴气早泄，未完而伤，未实而动，是以交而不孕，孕而不育，育而子厄不寿，此王之所以无子也。妇人有所产皆女者，有所产皆男者，大王诚能访求多男妇人，谋置宫府，有男之道也。王曰：善。未再期生六男。夫老阳遇少阴，老阴遇少阳，亦有子之道也。

密斋按：《易》曰，枯杨生稊，老夫得其女妻。枯杨者，老阳之象也。老夫之年，虽过八八之数，受气独厚，天真不匮，故遇少阴，乃能有子，如枯杨之复生稊也。若云老阴遇少阳，此枯杨生华之象。故《易》曰：老妇士夫亦可丑也。

《左传》：晋叔向欲娶于申公巫臣氏。其母曰：子灵之妻，杀三夫，一君，一子，而亡国⑥、两卿矣。可无惩乎？吾闻之，甚美必有甚恶，是郑穆少妃姚子之子，子貉之妹也。子貉早死无后，而钟美于是，必将以是大有败也。昔有仍氏生女，发黑而甚美，光可以鉴，名曰玄妻。乐正后夔取之，生伯封，实有豕心，贪婪无厌，忿戾无期，谓之封豕。有穷后羿灭之，夔是以不祀。且三代之亡，共子之废，皆是物也。汝何以为哉？夫有尤物，足以移人，苟非德义，则必有祸。

---

④完实：忠信堂本作"阴阳气血充实"。
⑤交：此下忠信堂本有"而"字。当是。
⑥亡国：《左传》作"亡一国"。

某按：叔向之母云：甚美必有甚恶。又云：夫有尤物，足以移人，苟非德义，则必有祸。信哉言乎！尝见人有美妻妾者，胎孕未成，形体先坏，身且不保，安望子耶？

昔密⑦康公游于泾水，获三女以归。其母戒之曰：吾闻兽三为群，人三为众，女三为粲。汝小邦德微，不能享，当献与王。康公不听，竟以亡国。

密斋著箴曰：人有恒言，子生，众母宠人太多，恐非其福。夫也不良，贱黄贵绿。妻有偏心，终朝反目。妾婢失防，中冓之辱。设有遗孽，易姓乱族。克偕伉俪，自有嗣续。

梁鳣，年三十未有子，欲出其妻。商瞿曰：吾恐子自晚年耳，未必妻之过。鳣从之，后二年果有子。

袁韶父为郡吏，夫妇俱近五十无子，其妻资遣之往临安买妾。既得妾，乃官家女也，即送还之，遂独归。妻问妾安在，告以故，且曰：吾思之，无子命也，我与汝夫妇年久，若有子，汝岂不育，必待他妇人乃育哉？妻亦喜曰：君设心若此，必当有后。明年生韶，既长，为参政知事。

齐冯勤之父，自耻短陋，恐子孙类也，为子孙娶长大之妻。乡里有女长而陋，相言其贵，娶之而生勤，长八尺，仕至尚书。

《金丹节要》云：骨肉莹光，精神纯实，有花堪用。五种不宜：一曰螺，阴户外纹如螺蛳样旋入内。二曰纹，阴户小如箸头大，只可通，难交合，名曰石女。三曰鼓，花头，绷急似无孔。四曰角，花头，尖削似角。五曰脉，或经脉未及十四岁而先来⑧，五十五六而始至，或不调，或全无。此五种无花之

---

⑦密：据文义疑作衍文。

⑧来：此下忠信堂本有"或"字。

器，不能配合太阳，焉能结仙胎也哉。

男子亦有五种病：一曰生，原身细小，曾不举发。二曰犍，外肾只有一子，或全无者。三曰变，未至十六，其精自行⑨，或中年多有白浊。四曰半，二窍俱有，俗谓二仪子也。五曰妒，妒者忌也，阴毒不良。男有此五病，不能配合太阴，乏其后嗣也。

---

⑨自行：忠信本为"其精已行"。

卷之四

调元篇第四

丹溪云：无子之因，多起于父气之不足，岂可归罪于母血之虚寒？况母血之病，奚止虚与寒而已哉？然古人治妇人无子，惟秦桂丸一方，其性热，其辞确，今之欲得子者，率皆服之无疑。夫求子于阴血，何至轻用热剂耶？

刘宗厚云：妇人无子，多因经血不调，或阴虚血少，积聚痰气嗜欲等致种种不同，奚止虚与寒而已哉？然经寒者亦有之，但不可例为常法耳。是以先生论此，戒后人不得病机之的者，斯药勿妄行也。况无子之因，亦岂止于妇室者？如东垣云：李叔和问中年以来生一子，至一岁之后，身生红丝瘤不救，后三四子，三岁皆病瘤而死，何缘至此疾？翼日①思之，谓曰：汝乃肾中伏火，精气中多有红丝，以气相传，生子故有此病，俗名胎瘤是也，汝试视之。果如其言，遂以滋肾丸数服，以泻肾中火邪，补真阴不足，忌酒辛热之物。其妻与六味地黄丸以养其阴血，受胎五月之后，以条芩、白术二味作散，啖五七服。后生子至三岁，前症不复作，今已年壮。

密斋著《症疹心要》②论胎毒云：人之生也，受气于父，

---

①翼日：即翌日。
②《症疹心要》：视履堂本作《痘疹心要》。当是。

成形于母。胎毒之贻，父亦有之，未可专归于母也。观东垣论李叔和之子红丝瘤之病，丹溪论郑宪史之子得淋病，皆其父之贻毒也。故一治其父，一治其子，悉用泻火解毒之药以获元吉。今之求嗣者，不知滋养真阴之旨，喜服辛燥之药，以致阳火蕴隆，阴水干涸，祸及其身，岂止胎毒贻于子也哉。郑宪史子淋病见前调经论。

东垣滋肾丸

治下焦伏火，阴虚脚痛无力，阴痿无子。

黄柏_{酒洗，焙}　知母_{酒洗，焙，各一两}　肉桂_{二钱}

上末，水丸，如梧桐子大，每七八十丸至百丸，食前百沸汤下。

褚氏云：凡子形肖父母者，以其精血尝于父母之身，无所不历也。是以父一肢之废，则子一肢亦肖其父，母一目亏，则子一目亦肖其母。

愚按：男精女血，混合成胎，子形之肖于父母者，其原固有所自矣。然则求子者，男当益其精而节其欲，使阳道之常健，女当养其血而平其气，使月事之时下，交相培养，有子之道也。

又云：父少母老，产女必羸；母壮父衰，生男必弱。古之良工首察乎此，补羸女则养血壮脾，补弱男则养脾绝色。羸女宜及时而嫁，弱男宜待壮而婚。

愚按：此言弱男羸女补养之法，诚求子之所当讲求者也。盖男强女壮，精溢血盛，自然有子，何须补益？惟男之弱者，精常不足，当补肾以益其精；女之羸者，血常不足，当补脾以溢③其血。补肾六味地黄汤，精寒加五味子、熟附子。补脾参苓白术散，血少加归、芎。又著箴曰：男精充盈，阴血时行。阳变阴合，旺胎妙凝④。男益其精，女调其经。乃能有子，螽斯振振。羸男亏阳，弱女亏阴。虽交不孕，虽孕不成。调养之法，上工所明。不遇其良，反成其疹。

菱山云：或有感而不生，或有感而孕，孕而多堕，其意何也？感而不生者，男子精盛之时，女子阴血不足，犹若老阴得其少阳，枯杨生华，种子下碛田之中，故不发生。又有男子精冷如冰，精清如水，虽女阴血纵横，而终身亦无子矣。感而易孕者，女子血盛，男子精虽不足，犹若老阳得其少阴，枯杨生稊，种子下于肥田之中，故生而秀实也。孕而多堕者，男子贪淫无度，女子好欲性偏，兼以喜食辛酸热物，暴损冲任，故有堕胎之患。

孙都宪淮海公，年四十未有嫡嗣，尝问密斋广嗣之道，且语其故。密斋告曰：男女媾精，万物化生。夫男子阳道之坚强，女子月事之时下，应期交接，妙合而凝，未有不成孕育者矣。然男子阳道之不强者，由于肾肝之气不足也。肾者作强之官，肝者罢极之本。肝之罢极，由于肾之强作也，故阴痿而不起不固者，筋气未至也。肝主筋，肝虚则筋气不足矣。阴起而不坚不振者，骨气未至也。肾主骨，肾虚则骨气不足矣。又有交接之时，其精易泄，流而不射，散而不聚，冷而不热者，此神内乱，心气不足也。凡有此者，各随其脏气不足而补之。在肝则益其肝，如当归、牛膝、续断、巴戟之类。在肾则益其

---

③溢：忠信堂本作“益”。
④旺胎妙凝：忠信本作“胎孕乃成”。

肾，如熟地黄、苁蓉、杜仲之类。在心则益其心，如五味、益智、破故纸之类。再用枸杞子、菟丝子、柏子仁以生其精，使不至于易亏；山茱萸、山药、芡实以固其精，使不至于易泄。修合而服之，其药勿杂，其交勿频，其动以正，其接以时，则熊罴之梦，麒麟之子，可计日而待矣。命其方曰螽斯丸。

当归　牛膝　续断　巴戟　苁蓉　杜仲姜汁炒　菟丝酒蒸　枸杞子　山萸肉　芡实　山药　柏子仁各一两　熟地黄二两　益智去壳　破故纸黑麻油炒　五味子各半两

上十六味，各制研末，秤定和匀，炼蜜丸，梧桐子大，每五十丸空心食前酒下。

公又问：女子月事或前或后，或多或少，无定期者，何以调之？密斋曰：此神思之病，无以治也。公曰：何故？曰：宠多而爱不周，念深而幸不到，是以神思不舒也。以身事人而其性多傲，以色悦人而其心多忌，故难调也。公曰：据此意思制方，平其气，养其血，开其郁，宜无不可？曰：谨如教。乃进调元丸，方用香附子、川芎、陈皮以开郁顺气，白术补脾利滞血，当归养心生新血。又以治其二阳发心脾之疾。

香附子一斤。醋浸，春五夏三秋七冬十，捶极烂，晒干，研为细末，十两，余醋作糊　当归　川芎　白术　陈皮各五两

五味各为极细末，浸药余醋煮面糊为丸，如梧桐子大，每五十丸空心食前酒下。不饮酒，小茴汤下。

密斋尝见男子阴痿者，多致无子，不可不虑也。惟其求嗣之急，易为庸医之惑，或以附子、石床脂为内补，或以蟾酥、哈芙蓉⑤为外助，阳事未兴，内热已作，玉茎虽劲，顽木无用，以致终身无子，或有妖殀之惨者。吾见此辈无辜，而受医

---

⑤哈芙蓉：视履堂本作"肉苁蓉"。

药之害，遍访诸方，无越此者，出以示人，命曰壮阳丹。

熟地黄_{四两} 巴戟_{去心} 破故纸_{炒，各二两} 仙灵脾_{一两}
桑螵蛸_{真者盐烙} 阳起石_{煅，别研，水飞。各半两}

上六味，合阴之数，研末，炼蜜丸，如梧桐子大，每三十丸⑥，空心只一服，温酒下。不可恃此自恣也，戒之。

人有误服壮阳辛燥之剂，鼓动命门之火，煎熬北海之水，以致邪火妄动，真水渐涸，失其养生之道，去死不远矣。治此之法，曰滋水之主，以制阳光。肾者，水之主也。肺者，水之化源也。肾苦燥，急食辛以润之，辛者，肺金之味也，滋其真水之化源，以制其邪火之亢甚，阳光既伏，真水自生，补阴丸主之。

黄柏_{盐水炒，四两} 知母_{酒洗，四两} 熟地黄_{酒蒸烙，六两}
天门冬_{焙，三两，各勿犯铁}

各取末和匀，炼蜜丸，梧桐子大，每五十丸，空心食前百沸汤下。

制方，古云：肾苦燥，知母之辛寒以润之；肾欲坚，黄柏之苦寒以坚之；熟地黄之苦甘寒以补肾之虚；天门冬之甘寒以补肺，滋肾水之化源，所谓虚则补其母也。

丹溪曰：妇人无子者，多因血少不能摄精。俗医悉谓子宫虚冷，投以辛热之药，煎熬脏腑，血气沸腾，祸不旋踵。或服艾者，不知艾性至热，入火灸则下行，入服药则上行，多服则致毒。咎将谁归？

若是肥盛妇人，禀赋甚厚，恣于酒食之人，经水不调，不能成胎，谓之躯脂满溢，闭塞子宫，宜行湿燥痰，用南星、半夏、苍术、川芎、防风、羌活、滑石，或导痰汤之类。

---

⑥三十丸：忠信本作"三十六丸"。

密斋云：肥盛妇人无子者，宜服苍附导痰丸。

苍术制，二两　香附⑦童便浸，二两　陈皮去白，两半　南星炮，另制　枳壳麸炒　半夏各一两　川芎一两　滑石飞，四两　白茯苓两半　神曲炒，一两

上十味，共末，姜汁浸蒸饼丸，梧桐子大，淡姜汤下。

若是怯瘦性急之人，经水不调，不能成胎，谓之子宫干涩无血，不能摄受精气，宜凉血降火，或四物加香附、柴胡、黄芩养血养阴等药。

东垣有六味地黄丸，以补妇人阴血之不足，无子服之，能有胎孕。

仁斋云：人之夫妇，犹天地然。天地阴阳和而后万物生，夫妇之道，阴阳和而后男女生⑧。是故欲求嗣者，先须调其妇之经脉，经脉既调，则气血和平，气血和平，则百病不生，而乐乎有子矣。

古庵云：妇人无子之因，或经不匀，或血不足。或有疾病，或交不时，四者而已。调其经而补其血，去其病而节其欲，夫如是则经调血足，无病而交有时，岂有不妊娠者乎？虽然人之后嗣系乎天命，抑或人事之未尽者，可不究其心欤？

愚按：妇人无子，或经水不调，自有调经之方。血不足者，莫如六味地黄丸；素有疾病者，莫如补脾参苓白术散。若夫子宫虚寒者，不可不讲，苟执勿用热药之禁，所谓执中无权，犹执一也。今采韩飞霞女金丹、杨仁斋艾附暖宫丸二方于后，以备治虚寒者之用也。

---

⑦香附：此下忠信堂本有"童"字。
⑧生：忠信堂本作"育"。

110

韩飞霞女金丹可代诜诜丸

白术　当归　川芎　赤石脂　藁本　人参　白薇　丹皮
玄胡索　白芷　桂心　白芍　没药　白茯苓　甘草各一两

上十五味，除石脂、没药另研，余以醇酒浸三日，焙干为
末，足数十五两。香附子十五两，以米醋浸三日，略炒，为细
末，足十五两。共十六味，为末，重罗和匀，炼蜜丸，弹子
大，磁银器封收。每取七丸，空心鸡未鸣时服一丸，以清茶灌
漱咽喉后细嚼，以温酒或白汤下，咸物干果压之。服至四十九
丸为一剂，以葵水调匀，受胎为度。胎中三日一丸，百日止。
尽人事而不育者天也。

仁斋艾附暖宫丸

兼治带下白淫。

香附六两，俱要各时采者，用醋五升，以瓦罐煮一昼夜，捣烂，分
作饼，慢火焙干　艾叶去枝根⑨三两　吴茱萸去枝梗　川芎　白芍
炒　黄芪各二两　当归三两　续断两半　生地黄一两　官桂五钱

共为细末，上好米醋糊丸，梧桐子大，每五七十丸，淡醋
汤食远下。

修合宜壬子日，或天德合月德合日，益后续断生气日，精
选药材，至诚合造，精用经验。妇人服药，更戒恼怒，勿食生
冷。男子亦要保养精神，戒夜酒，谨慎经期，循素女房中之
论，无不效。见《素女论》下。

─────────

⑨根：视履堂本作"梗"。

梁武平齐，获侍儿十余，郄后愤恚成疾。左右曰：《山海经》云鸧鹒为膳可疗，使不忌。郄茹之，妒减半。

附：养肾种子方

枸杞子六两，用好水酒浸，晒干，研细末，不用火炒，忌铁器

菟丝子六两，用好水酒浸，浸满日数毕，末日⑩，七蒸七晒，如干了，少用酒拌湿，蒸之，研成饼则烂矣，忌铁器

熟地黄三两，用好水酒浸，浸毕，用竹刀薄切，晒干，研末，忌铁器

干山药六两，不必制，研碎，忌铁

白茯苓六两，用好水酒浸，去粗皮，细研，忌铁器，晒干，用竹刀切之

当归三两，用好水酒浸，竹刀切，晒干，研碎，忌铁

川芎三两，去粗皮，好水酒浸，竹刀切，晒干，研碎，忌铁

苍术六两，米泔水浸，用竹刀切，晒干，研碎，忌铁

肉苁蓉六两，好水酒浸，去鳞甲，竹刀切，晒干，研碎，忌铁

小茴香六两，用盐一酒钟⑪，拌炒黄色，去盐，细研，用瓦锅炒

何首乌六两，用黑豆二三升，将一半放罐底，置首乌于其中，仍将一半豆放其上，着水煮一日，去豆浸之，竹刀薄切，晒干，细研，忌铁器

甘草十二两，去粗皮，研碎，用蜜，瓦锅炒

川椒十二两，去子，瓦锅炒黄色，先用黄土细捶，铺在地上，用纸二层置土上，将炒椒在纸上，以瓦盆盖着，去火毒

上十三味，冬天浸七日，秋天浸五日，夏天三日，俱用竹

---

⑩末日：忠信堂本作"为末"。

⑪钟：通"盅"。下同。

刀薄切，晒干，研细，忌一切铁器，炼蜜为丸，如梧桐子大。不拘时，每服五六十丸⑫，或酒，或滚白水，或盐汤送下。忌豆腐、鹿肉二事。年过六十者，加人参一两，沉香一两。

附：血余固本九阳丹

血余一斤，选黑者，不拘男女，用皂荚煎汤洗净，清水漂过，入口无油垢气为度，晒干，置大锅内，用红川椒去梗目，与发层铺上，用小锅盖定，盐泥秘塞上，锅底上用重石压之，先用武火煅炼一炷香，后用文火半炷香，以青烟去净，无气息为度，冷定取出，研末，双绢筛过

何首乌赤者八两，白者八两，先用米泔水浸，竹刀刮去皮

淮山药八两，共何首乌去皮，竹刀切成片，用黑豆二升上下铺盖，蒸熟晒干

赤茯苓八两，去皮，牛乳浸一日夜

白茯苓四两⑬，人乳浸一日夜

破故纸四两，酒拌，砂铜⑭炒，以香为度

菟丝子四两，人乳一碗，酒半碗，浸一夕，饭锅上隔布蒸熟，晒干，微炒，研末

枸杞子四两，去蒂梗，酒拌，蒸熟

生地黄半斤，酒蒸

苍术半斤，去皮，为末

熟地黄半斤，酒蒸

龟板半斤，酥油炙

当归四两，去尾，酒浸

---

⑫五六十丸：忠信本作"每服六七十丸"。
⑬四两：忠信堂本作"八两"。
⑭铜：忠信堂本作"锅"。

牛膝四两，酒浸，黑豆蒸

以上各药末，炼蜜为丸，如梧桐子大，每服五六十丸，药酒送下。

药酒方

当归　生地黄　五加皮　川芎　芍药　枸杞以上各二两核桃肉一两　砂仁五钱　黄柏一两　小红枣二百个

用无灰白酒三十六斤，内分五斤入药，装坛内密封，隔汤煮之，冷定去渣，入前酒密封用。

附：乌须种子方（八制茯苓丸）

治一切虚损，男子壮筋骨，生心血，乌须发，明目固精；女人滋颜色，暖子宫，调经气。

白茯苓二斤半，须皮光结实者，去皮，打碎，如枣大，分为八处

黄芪六两，切片，水六钟，煎三钟，煮茯苓一分，干为度

肉苁蓉四两，酒洗，去筋，水六钟，煎三钟，煮茯苓如前

人参六钱，水五钟，煮三钟，煮茯苓如前

甘枸杞六两，水八钟，煎三钟，煮茯苓如前

破故纸五两，水八钟，煎三钟，煮茯苓如前

何首乌半斤，用黑豆一升，煎水三斤，浸首乌，春秋二日，夏一日，冬三日，将浸过首乌豆汁煮茯苓如前

秋石四两，水三钟，化开，煮茯苓如前

人乳半斤，煮茯苓如前

　　将制过茯苓总入石臼内，捣为细末，用米筛筛过，上甑蒸热⑮，众手为丸，如梧桐子大。生子者，每日早晚一服，每服四十丸，盐汤送下，乌须明目，用滚白汤送下。忌烧酒、犬肉。

　　一修合须用平定开成，生气续世，黄道吉日。先一日午时，将诸药煎制，煮茯苓，捣末，待次日子时完成，微火烘干，不见风日。忌孝服、妇人、鸡，并四废六不成日。

　　以上三方，本集不载，系附入。

---

⑮热：忠信本为作"蒸熟"。

协期篇第五

种子歌云：三十时中^①两日半，二十八九君须算。落红满地是佳期，金水过时空霍乱。霍乱之后枉费功，树头树底觅残红。但解开花能结子，何愁丹桂不成丛。

仁斋云：此盖妇人月经方绝，金水才生，此时子宫正开，乃受精结胎之候，妙合太和之时，过此佳期，则子宫闭而不受胎矣。然男女之分^②，各有要妙存焉。如月候方绝，一日三日五日交会者成男，二日四日六日交会者成女，过此则不孕矣。

诀曰：何为种子法，经里问因由。昨日红花谢，今朝是对周。蓝田种白玉，子午叙绸缪。三五成丹桂，二四白梅抽。

此言经水未行之时，血海正满，子宫未开，不能受精以成其娠。经水既行，则子宫开，血海净，斯能受其精矣。昨日，谓两日半后也。子午，谓阴阳初动之始，即复妒二卦，非二时也。经止后，一日三日五日得奇数为阳，必生男，故曰丹桂成；二日四日六日得偶数为阴，必生女，故曰白梅抽。七日之后，子宫复闭，不成娠矣。

玉湖须浅泛，重载却成忧。阴血先参聚，阳精向后流。血

---

①中：忠信本作"辰"。
②分：忠信本作"合"。

开包玉露，平步到瀛洲。

浅泛者，即《素女论》所谓九浅一深之法也。盖男女交媾，浅则女美，深则女伤，故云重载即成忧也。阴血先聚，阳精后冲，则血开裹精而成男；阳精先至，阴血后参，则精开裹血而成女，即《断易天玄赋》所谓阳包阴则桂庭添秀，阴包阳则桃洞得仙也。

从斯相暂别，牛女隔河游。二月花开发，方知喜气优。好事当传与，谗言莫妄绸。

此言种子之后，男子别寝，不可再交。盖精血初凝，恐再冲击也。故古者妇人有娠，即居侧室，以养其胎气也。二月，即次月也。前月经行，协期种玉，次月经断，真有娠矣。当此之时，胎教之法，不可不讲。故常使之听美言，见好事，闻诗书；操弓矢，淫声邪色，不可令其见闻也。

密斋箴曰：月事初下，谓之红铅。三十时足，佳期不愆。旧污既去，新癸未生。子宫正开，玉种蓝田。阳道刚健，交接勿烦。勿令气忤，必使情欢。阳偶③阴和，雨顺风恬。芳花结子，丹桂森森。

种子须得天月二德，天月德合，三合六合，益后续世。日吉：正月丁壬丙辛，建成收开闭；二月申巳甲己，建平定危成；三月丁壬，建执成收开；四月辛丙庚乙，建平满成开；五月亥寅丙辛，建成收除；六月甲己，建除满成闭；七月癸戊丁壬，建危成收；八月寅亥庚乙，建危成除；九月丙辛，建执破危成；十月乙庚甲己，建平成闭；十一月巳申丁壬，建除执破成；十二月庚乙，建成开闭。外建成开闭俱合天喜六合，益后续世在内。

---

③偶：忠信本作"唱"。

《巢氏病源》云：三阳所会则生男，三阴所会则生女。葛洪《肘后方》云：男从父气，女从母气。《圣济经》云：天之德，地之气，阴阳之至和，相为流薄于一体，因气而左动则属阳，阳资之则成男，因气而右动则属阴，阴资之则成女。乾道成男，坤道成女，此男女别也。

丹溪曰：成胎以精血之后先分男女者，褚澄之论，愚窃惑焉。复阅李东垣之方，有曰经水断后一二日，血海始净，精胜其血，感者成男；四五日以后，血脉已旺，精不胜血，感者成女，此确论也。《易》曰：乾道成男，坤道成女。夫乾坤，阴阳之情性也；左右，阴阳之道路也；男女，阴阳之仪象也。父精母血，因感而会，精之施也，血能摄精，精成其孕，此万物资始于乾元也，血成其胞，此万物资生于坤元也。阴阳交媾，胎孕乃凝，所藏之处，名曰子宫，一系在下，上有两歧，一达于左，一达于右。精胜其血，则阳为之主，受气于左子宫而男形成；精不胜血，则阴为之主，受气于右子宫而女形成矣。

或曰：分男分女，吾知之矣。男不可为父，女不可为母，与男女之兼形者，又何如分之耶？予曰：男不可为父，得阳气之亏者也；女不可为母，得阴气之塞者也。兼形者，由阴为驳气所乘而成，其类不一。以女函男有二：一则遇男为妻，遇女为夫；一则可妻而不可夫。其有具男之全者，此又驳之甚者也。

或曰：驳气所乘，独见于阴，而所乘之形，又若是之不同，何耶？予曰：阴体虚，驳气易于乘也。驳气所乘，阴阳相混，无所为主，不可属左，不可属右，受气于两歧间，随所得驳气之轻重而成形。故所兼之成形，有不可得而同也。

愚按：男女居室，人之大伦，交感之道，虽夫妇之愚不肖，可以能知能行也。纪传所载方法甚明，求子之人用之无效者，可以谓其人之不能行也。其道则迩，其事则易，不可谓其人之不能行也。然可语者法也，不可语者意也，两意不洽，故徒法不能行矣。因著论于下，惟高者取正焉。

谨按：《易·系辞》曰：天地绸缊，万物化醇；男女媾精，万物化生。诚哉是言也。男女胥悦，阴阳交通，而胚胎结矣。尝观"周颂"之《诗》云：思媚其妇，有依其士。则夫妇亲爱之情，虽在田野，未之忘也。故于衽席④之间，体虽未合，神已先交，阳施阴受，血开精合。所以有子。苟夫媚其妇，而女心未惬，则玉体才交，琼浆先吐，阳精虽施，而阴不受矣；妇依其夫，而士志或异，则桃浪虽翻，玉霜未滴，阴血虽开，而阳无入矣。阴阳乖离，成天地不交之否，如之何其能化生万物哉！详见下《素女论》。

或曰：种子论为富贵之人立法，若彼农民则不知此理，而生育偏多也。殊不知男女居室，虽愚不肖，可与能知能行焉，禽兽何知，而字尾亦有期耶。但富贵之人，身安志乐，嗜欲纵而身体瘁，娇妻美妾，爱博而情不专，苟不立此种子之法，则纵恣无度，空劳神思，终不成胎孕也。郊野之民，形苦志苦，取乐不暇，一夫一妻，情爱不夺，至如交合之时，自然神思感动，情意绸缪，积久有余之气，交久未合之身，阳施阴受，此所以交则有孕而生育之多也。或曰：富贵无子者，信如所论，不孝有三，无后为大，不识如之何而可使生子也？曰：修德以求福，寡欲以养心，配必择良，药不妄饵，庶乎可矣。

帝问曰：若人无子，必欲求之，有法乎？素女答曰：求子之法，须察妇人经水毕，四旺日之后，子宫方开，可以交合而成其子。

按：四旺日，春，甲乙寅卯日；夏，丙丁巳午日；秋，庚

---

④衽席：泛指卧席，睡卧的地方。借指男女色欲之事。

辛申酉日；冬，壬癸亥子日；四季，戊己辰戌丑未日。如不值其日，取四旺时行之。

帝曰：何以为交接则成男女乎？素女曰：男女交合，女人美快，不自知觉。若阴血先至，阳精后冲，纵气来乘，阴血开裹阳精，是阴包阳，则成男；若阳精先至，阴血未参，横气旁来，阳精开裹阴血，是阳包阴，则成女也。

帝曰：夫妇有不相和悦，其故何如？素女曰：盖因女子不能察夫之情，不晓夫妇人伦之道，生育继嗣之理，但自纵，心性凶顽，常怀忿怨不足之意。或因夫背弃自妻，私淫外妇，至令自己夫妇交合之时，虽夫欲无休，而妻情意不向，反生怨恶而憎嫌也。以此夫妇不相和悦，虽交而情不美。

帝曰：交媾之间，情相合而意相敬何如？素女曰：此皆男女通晓夫妇之道，阴阳交合之理，自然得其情意契合，故相敬也。

素女曰：男女交合，男有五伤：一者，男与女交合之时，泄精少者，为气伤；二者，交合之时，精出而勃者，为肉伤；三者，交合之时，泄精而多者，为筋伤；四者，交合之时，精出而不射者，为骨伤；五者，交合之时，玉茎不坚，虽坚而不久者，为肾伤。以上五者，皆因泄精过度，致伤身体，可不畏哉！

《养生经》云：精清者，肉伤；精血者，筋伤；精赤者，骨伤。如此伤者，病乃生焉。

又曰：女有五伤之候：一者，阴户尚闭不开，不可强刺，强则伤肺；二者，女兴已动欲男，男或不从，兴过始交则伤心，心伤则经水不调；三者，少阴而遇老阳，玉茎不坚，茎举而易软，虽入不得摇动，则女伤其目，必至于盲；四者，女经水未尽，男强逼合，则伤其肾；五者，男子饮酒大醉，与女子交合，茎物坚硬，久刺之不止，女情已过，阳兴不休，则伤其腹。

愚按：《素女论》男女五伤之候，欲求子者，夫妇交合之时，不可不慎也。其论交接之事，男有四至，女有九到之说，辞太近亵，故不收录，乃窃取其意而补之。虽云情欲之私，实为生民之始，万化之源也。

夫男女未交合之时，男有三至，女有五至。男女情动，彼此神交，然后行之，则阴阳和畅，精血合凝，有子之道也。若男情已至，而女情未动，则精早泄，谓之孤阳；女情已至，而男情未动，女兴已过，谓之寡阴。《玉函经》云：孤阳寡阴即不中，譬取⑤鳏夫及寡妇，谓不能生育也。

男有三至者，谓阳道奋昂而振者，肝气至也；壮大而热者，心气至也；坚劲而久者，肾气至也。三至俱足，女心之所悦也。若痿而不举者，肝气未至也，肝气未至而强合，则伤其筋，其精流滴而不射矣。壮而不热者，心气未至也，心气未至而强合，则伤其血，其精清冷而不暖也。坚而不久者，肾气未至也，肾气未至而强合，则伤其骨，其精不出，虽出亦少矣。此男子之所以求子者贵清心寡欲，以养肝心肾之气也。

女有五至者，面上赤起，媚靥乍生，心气至也；眼光涎沥，斜觑送情，肝气至也；低头不语，鼻中涕出，肺气至也；交颈相偎，其身自动，脾气至也；玉户开张，琼液浸润，肾气至也。五气俱至，男子方与之合，而行九一之法，则情洽意美。其候亦有五也。娇吟低语，心也；合目不开，肝也；咽干气喘，肺也；两足或曲或伸，仰卧如尸，脾也；口鼻气冷，阴户沥出沾滞，肾也。有此五候，美快之极。男子识其情而采之，不惟有子，且有补益之助。

---

⑤譬取：忠信堂本作"譬如"。

男有三至，女有五至者，精之动也。应至而未至者，神未至也。故欲人动者，必先移其神，其神若交，其精自洽。然神交之道，有天之所命者，如姜嫄履巨人迹，歆歆然若有人道之感而生稷，汉薄姬梦苍龙据腹，高祖幸之而生文帝者是已。有梦之所感者，如"斯干"之《诗》云：维熊维罴，男子之祥；维虺维蛇，女子之祥是已。若杨国忠夫人之事，则未免天下后世之非笑也。

《天宝遗事》：杨国忠出使于江浙，其妻思念至深，荏苒成病，忽梦与国忠交，因有娠，后生男名䑏泊。至国忠使归，其妻具述梦中之事，国忠曰：此盖夫人相念，情感所至。时人无不讥诮之。

素女曰：男女交媾之际，更有避忌，切须慎之。若使犯之，天地夺其寿，鬼神殃其身，又恐生子不肖不寿之类。谨守禁戒，可以长生。所忌之要，备述于后：天地震动，卒风暴雨，雷电交作，晦朔弦望，月煞日破，大寒大暑，日月薄蚀，神佛生辰，庚申甲子，本命之日，三元八节，五月五日。又有忌禁：名山大川，神祠社庙，僧宇道观，圣贤像前，井灶前后，火炎闹烘。以上类目，切须忌之，不可交合。犯之者，令人寿夭，小则生病，或若生男，令其丑貌怪相，形体不全，灾疾夭寿。

又有交合禁忌：神力劳倦，愁闷恐惧，悲忧思怒，疾病走移，发赤面黄，酒醉食饱，病体方痊，女子行经。以上所忌，不可交合，令人虚损，耗散元气，可不慎之？

诸所禁忌，敷奏于前。复有五月十八日，自是天地牝牝之日，阴阳交合之期，世人须避慎，不可行房。犯之，重则夺命，轻则减寿，若于此时受胎孕，子母难保。

密斋云：夫妇交合之时，所当避忌者，素女之论颇详。然男女无疾，交会应期。三虚四忌，不可不讲。三虚者，谓冬至阳生，真火正伏，夏至阴生，真水尚微，此一年之虚也；上弦前、下弦后，月廓空，此一月之虚也；天地晦冥日月，此一日之虚也。遇此三虚，须谨避之。四忌者，一忌本命正冲，甲子庚申，晦朔之日；二忌大寒大暑，大醉大饱之时；三忌日月星辰，寺观坛庙，灶冢墓之处；四忌触忤恼怒，骂詈击搏之事。犯此三虚四忌者，非惟无子，令人夭寿。

上种子法，见于群书所载者，如此仿而行之，无不验者。愚窃有说焉，若彼田野之氓，邪淫之女，多至生育者，岂皆知此种子法耶？盖待其天癸动、子户开而媾精者，此鸟兽字尾之期，待其男三至、女五至而通体者，此阴阳交感之理，其机至微，非文字之能尽本。若夫田野之氓，则交疏而情意狎，邪淫之女，其思切而情先交，所以阴阳和而生育多也。

卷之六

《阴阳别论》曰：阴搏阳别，谓之有子。

王太仆云：阴，谓尺中也。搏，谓搏触于手也。尺脉搏击，与寸口脉别，则为娠子之兆。何者？阴中有别阳也。

转女为男法

《良方论》曰：阳施阴受，所以有娠，遇三阴所会，多生女子。但怀娠三月，名曰始胎，血脉不流，形象而变，是知男女未定，故令于满三月间，服药、方术转令生男也。其法以斧置妊妇床下，击刃向下，勿令人知。恐不信者，待鸡抱卵时，仿此置窠下，一窠尽出雄鸡子。

又，初觉有妊，取弓弩弦缚妇人腰下，满百日去之，紫宫玉女秘法也。又如三月以前，取雄鸡尾尖上毛三茎，潜安妇人卧席下，勿令知之，验。又，取夫发及手指甲，潜安妇人卧席下，勿令人知之。

又，妊娠才及三月，要男者，以雄黄半两衣中带之，要生女者，取雌黄带之。

密斋云：夫妇媾精，阴阳分形，阳精胜者为男，阴血胜者为女，固已别矣，岂能转移之耶？虽三月男女分形，阳精胜者为男，阴血胜者为女，盖一月二月之间，精血混合，男女之形未彰，至于三月，阴阳始判，震巽之索斯定，故曰男女分也。谓初受之气于兹始定，非谓阴阳男女初无定体，必待三月而后

125

分，故可以转移变化之耳。古人留是法者、必有所试，阴阳变化之妙，愚不得而知焉。

护养胎元

《脉经》曰：妇人怀胎一月之时，足厥阴脉养；二月，足少阳脉养；三月，手心主①脉养；四月，手少阳脉养；五月，足太阴脉养；六月，足阳明脉养；七月，手太阴脉养；八月，手阳明脉养；九月，足少阴脉养；十月，足太阴②脉养。诸阴阳各养三十日，活儿。手太阳、少阴不养者，下主月水，上为乳汁，活儿养母。怀胎者，不可灸刺其经，必堕胎。

按：《巢氏病源论》云，妇人妊娠一月名胎胚，足厥阴脉养之；二月名胎膏，足少阳脉养之；三月名始胎，手心主脉养之；四月始受水精，以成血脉，手少阳脉养之；五月始受火精，以成其气，足太阴脉养之；六月始受木精，以成其筋，足阳明脉养之；七月始受金精，以成其骨，手太阴脉养之；八月始受土精，以成肤革，手阳明脉养之；九月始受石精，以成毛发，足少阴脉养之；十月，五脏六腑关节人身皆备，此足太阳脉养之也。

《良方论》云：四时之令必始于春木，故十二经之养始于肝也。若足厥阴，肝脉也，足少阳，胆脉也，所以养胎一月二月也。手心主，心包络脉也，手少阳，三焦脉也，属火而夏旺，所以养胎在三月四月。足太阴，脾脉也，足阳明，胃脉，

---

①手心主：《脉经》通行本作"手少阴"。
②足太阴：《脉经》通行本作"足太阳"。

属土而旺长夏，所以养胎在五月六月也。手太阴，肺脉也，手阳明，太阳③脉也，属金而旺秋，所以养胎在七月八月也。足少阴，肾脉也，属水而旺冬，所以养胎在九月；又况母之肾脏系于胎，是母之真气，子之所赖也。至十月，儿于母腹之中受足诸脏气脉所养，然后待时而生。此论奥妙而有至理，馀书所论皆不及也。

《良方论》云：然则胚胎造化之始，精移气变之后，保卫辅翼固有道矣。天有五气，各有所凑，地有五味，各有所入，所凑有节适，所入有度量。凡所畏忌，悉知戒慎，资物为养者，理固然也。寝兴以时，出入以节，可以高明，可以周密，雾露风邪不得投间而入，因时为养者，理固然也。以致调喜怒，寡嗜欲，不妄作劳，而气血从之，皆所以保摄妊娠，使诸邪不得干焉。苟为不然，方授受之时，一失调养，则内不足以为中之守，外不足以为身之强，气形弗克，而疾病因之。若食兔唇缺，食犬无声，食杂鱼而疮癣之属，皆以食物不戒之过也。心气大惊而癫疾，肾气不足而解颅，脾胃不和而羸瘦，心气虚乏而神不足之属，皆以气血不调之过也。诚能食饮知所戒，推而达之，五味无所伤，诚能于气之所调，推而达之，邪气无所乘，兹乃生育相待而成者。故曰天非人不因。

食物所忌

食犬肉令子无声。食兔肉令子缺唇。鸡肉合糯米同食，令子生寸白虫。脍鲤同鸡子食，令子生暗多疮。食羊肝令子多厄

---

③太阳：忠信堂本作"大肠"。

难。食鳖鱼令子项短。鸭子与桑椹同食，令子到④生心寒。鳝鱼同田鸡食，令子喑哑。雀肉合豆酱同食，令子面生黑子。食螃蟹横生。食子姜令子多指生疮。食水酱令绝产。食雀肉饮酒，令子无耻多淫。食茨菰消胎气。干姜、蒜毒胎无益，黏腻难化伤胎。食驴马肉，过月难产。豆酱合藿同食，堕胎。食山羊肉，子多病。无鳞鱼不可食，菌有大毒，有食者诞子多风而夭。食雀脑令子雀目。

妇人有妊，最不可针灸及乱服药饵，恐致堕胎，以贻后悔。

验胎法

大凡妇人三月经不行，宜用川芎一两，为末，浓煎艾汤，八分一盏，空心调服之，服尽觉胸⑤中微痛则有胎矣。不动者，血病也；若动在脐下者，血癥也。故《脉经》云：一月血为闭，二月若有若无，三月为血积也。

胎前所忌药物歌

蚖斑水蛭地胆虫，乌头附子配天雄。
踯躅野葛蝼蛄类，草乌侧子与虻虫。
牛黄水银并巴豆，大戟蛇蜕及蜈蚣。
牛膝藜芦加薏苡，金石锡粉对雌雄。
牙硝芒硝牡丹桂，蜥蜴陀僧与䗪虫。
代赭蚱蝉胡脑麝，芫花薇蘅草三棱。

---

④到：同"倒"。
⑤胸：忠信堂本作"腹"。

槐子牵牛并皂角，桃仁蛴螬及茅根。

檀根硇砂与干漆，亭长溲疏菌草中。

瞿麦桐茹鳖爪甲，猬皮鬼箭赤头红。

马刀石蚕衣鱼等，半夏南星通草同。

干姜蒜鸡并鸭子，驴马兔肉不须供。

切忌妇人产前用，此歌宜记在心胸。

歌中半夏炒过，干姜炮过，可用，不必拘疑。

妊娠所忌，切不可犯，犯则损胎，子母不利。详见下文。

妇人受胎之后，常宜行动，使气血流通，百脉和畅，临产无难也。今之为妇者，好逸恶劳，喜静懒动，含羞养娇，以致气血不行，产育多苦。况行住坐卧之久，为皮肉筋骨之伤，子在腹中，气通于母，母气既伤，子亦受病。又勿登高，勿越险，勿举动[6]恐致堕胎。妇人胚[7]胎，常欲见美事，闻善言；若彼神怪之像，傀儡之类，必远避之，勿令见也，稍有犯者，儿必肖之，其貌不雅。居处之处，欲其得轩豁明朗，切忌僻静幽暗，无人相伴，恐其胎气怯弱，邪气侵犯，为害甚大。

仁斋云：妇人怀胎，脏气拥[8]闭，不可多睡，不可忧惧、劳役，不可啖食黏滞、辛辣、坚硬之物，又不可妄施针灸，所贵时行数步，调畅自适，使气得其平。若酒面炙煿，热毒熏蒸；着感触风邪，传染热气；若误服药饵，破血动胎；若七情内伤，快意纵恣，则易致漏胎。若近产多淫，触犯胎气，则易堕落也。

《良方》云：受胎之后，切宜避胎杀所游之方：正月房床，二月户扇，三月门，四月灶，五月母身，六月床，七月碓

---

⑥动：忠信堂本作"重"。义长。

⑦胚：忠信堂本作"怀"。

⑧拥：忠信堂本作"壅"。

磨，八月厕，九月门，十月房，十一月炉灶，十二月房床。

六甲胎神：甲己日占门，乙庚日碓磨，丙辛日厨灶，丁壬日仓库，戊癸日房床。十二支胎神：子午日碓，丑未日占厕，寅申日占炉，卯酉日大门，辰戌日鸡栖，巳亥日占床。

卷之七

调理胎疾

仁斋安胎之法有二：或因母病以致动胎者，但疗母病，其胎自安；或胎气不坚，因触动以致母病者，则安胎而母自愈。以胶艾汤、当归汤各半，缩砂佐之为良。

丹溪云：天行不息，所以生生而无穷。产前当清热养血为主。茺蔚子活血行气，有补阴之妙，命名益母，以其行中有补也，故曰产前无滞，产后无虚。黄芩乃安胎之圣药，俗以为寒而不敢用，反用温热药，谓能养脾，殊不知胎孕宜清热养血，使药循经而不妄行，乃能养胎，必择条实者用之。缩砂安胎，以止其痛，行气故也，非八九个月不可多用。

《金匮要略》云：妇人妊娠，常服当归散主之。

当归　川芎　白芍各一两　白术半两　条芩一两

或散，或酒糊丸，或汤。

妊娠堕胎

丹溪云：阳施阴化，胎孕乃成，血气虚乏，不足以荣养其胎则堕。譬如枝枯则果落，藤萎则花坠。又有劳恐伤精，内火便动，亦能堕胎。譬如风撼其木，人折其枝也，火能消物，造化自然。《病源》所谓风冷伤子脏而堕，此未得病情者也。予见贾氏妇，但有娠至三个月必堕，诊其脉，左手大而无力，重则涩，知其血少也。以其壮年，只补中气，使血自荣。时正初夏，教以浓煎白术汤，下黄芩末一钱，与数十帖，得保全而生。因而思之，堕于内热而虚者，于理为多。曰热，曰虚，盖孕至三月，正属相火，所以易堕。不然，何以黄芩、熟地黄、阿胶等为安胎妙药耶？

王节斋云：妇人堕胎，多在三五个月、七个月而堕者，除跌仆损伤不拘外，若前次三个月而堕，则下次必如期复然，盖先于此时受伤，故后于至期必应，乘其虚也。遇有半产者，产后须多服养气血、固胎元之药，以补其虚损。下次有胎，先于两个半月后，即服固胎药十数同帖，以防三月之堕。至四个半月后，再服八九帖，防过五月。又至六个半月后，再服五七剂，以防七月。及至九个月内，服丹溪达生散数十帖，可保无虞。其连堕数次，胎元损甚者，服药须多，久则可以留。方用四物汤，倍加人参、白术、阿胶、陈皮、茯苓、甘草、艾叶、条芩。气加香附、缩砂，痰加姜制半夏调理。

丹溪固胎饮

常堕胎者宜服之。

熟地黄五分①　归身　人参　白芍各一钱　白术钱半　川芎五分　陈皮一钱　条芩五分　甘草二分　黄连少许　黄柏少许桑木上羊儿藤七叶，圆者即桑络也，真寄尤妙

水二盏，糯米五七十粒，煎服。血加阿胶，胎气痛加

---

①五分：忠信堂本作"五钱"。

缩砂。

荩山云：孕而多堕者，男子贪淫情纵，女子好欲性偏，兼以好食辛酸热物，暴损冲任，故有堕胎之患。其膏粱与藜藿妇人不同，欲之多寡故也。有一等妇人，有胎似乎无胎，痰气疼痛发热，医者不明脉理，妄施耗气退热之剂，不知胎气宜养，病气宜攻，若有胎反用攻药，岂不误矣！故养胎者血也，护胎者气也。或有妇人小产太多，及至中年设法服药保全，但欲心不绝，其性情不改，百凡上气，逆损冲任，因而殒命者有之。故昔人有言：飞禽抱卵，走兽怀胎。物类尚能保全产育，人为万物之灵，反不及此，何耶？且小产甚于大产，瓜果生而摘之，岂不伤其枝蔓，养生可不慎哉？

又或问予曰：今妇人小产最多，往往服药保孕鲜有效者，何也？予答曰：妇人纵欲，恣养口体，伤于冲任，故有堕胎之患。医家不审气血冷热，妄施归、芎、胶、艾香燥之药，因而堕者有之，永为则例者亦有之。世俗概用济生宝，艾附等丸以为的当，殊不知前品乃温热之药，助火消阴之剂，血热妄行，故漏胎之患必有。且如果品多生春夏，少结秋冬，既因血漏胎，反为寒治，必致误人。予特为此参出一方，药品虽少，其功甚大，但怀胎时，自知慎重避忌，服此药可以保全。遂名曰千金保孕丸。

杜仲八两，去粗皮，以糯米煎汤拌匀，炒断丝　烟尘续断去芦，三两

上二味，为细末，以山药五两，作糊为丸，如桐子大，每服七十，空心米饮下。忌酒醋，戒恼怒。一方用枣肉为丸。

又云：胎堕，气血不足。气不足，胎无所荣，血不足，胎无所养，荣养失宜，犹木枯果落。其间过伤怒气，劳伤动胎，内外冷热，伤于子脏，又当量轻重而治之。

《胎产须知》云：胎气不固，常小产，用四物汤加炒阿

胶、炒黑香附、白术、黄芩、砂仁、糯米，煎服。

密斋预防堕胎之方，莫有善于所集者。惟《金匮》当归散方，去川芎，用熟地黄，加阿胶、炙草，若常服之尤稳。更兼安胎丸，一名湖莲丸。

莲肉去心，二两　白术二两　条芩二两　砂仁炒，半两

共为末，山药五两，糊为丸，如梧桐子大，每五十米饮下。

妊娠漏胎

《要略》：师曰，妇人有漏下者，有半产后间续都不绝者，有妊娠下血者。假令妊娠腹中痛，为胞阻，胶艾汤主之。

川芎　阿胶　甘草各二钱②　艾叶　当归各钱半　白芍　熟地黄各二钱

水二盏，酒一盏，煎一盏，去滓，内阿胶，慢火煎，令胶烊，顿服之。

丹溪云：有娠而血，漏下也，属气虚血热，可服固孕之药。方见前"胎产须知"条。

河间二黄散

治胎漏下血。

生、熟地黄等分

上为末，煎白术枳壳汤，下二钱或钱半。

---

②各二钱：忠信堂本作"各一钱"。

刘宗厚按：《良方论》云，妇人有子之后，血蓄以养胎矣，岂可复能散动耶？所以然者，有孕而月信每至，是亦未必因血盛也。若谓荣血有风则经始始③，动以其风胜，则有此例。可见胎漏之因，非止一端也，治者宜扩充焉。

如血热胎漏者，用丹溪治漏下血方

条芩五钱④　白术一两　砂仁炒　阿胶蛤粉炒成珠，各三钱

为细末，每服二钱，艾叶汤下。

气血两虚，下血不止者，秘传当归寄生汤，水煎服

当归　川芎　艾叶　白术各一钱　人参　寄生　川续断熟地黄各二钱

《良方论》：妊妇全假血以养胎，或因惊走，或从高坠下，冒涉风邪，触忤神祟，以致下血，胎奔上心，腹中急动，或血从口出，皆是伤胎。其下血不止，胎上冲心，四肢厥冷，闷绝将死者。

阿胶炒　艾各二两　青竹茹拳大　白蜜二合

上水六升，煮艾、竹茹至二升，去渣，入胶、蜜一二沸，待胶烊，分作三服。

---

③始：忠信堂本作"动"。义胜。
④五钱：忠信本作"三钱"。

妊血如月信者，若至胞干，非特损子，亦损母矣

芑⑤焙　干姜炮，各半两

上为细末，酒调服三钱，日夜分三服。

立圣散

治妊娠下血止。

用鸡肝二具，以好酒一升，煮熟，共酒食，大效。

密斋云：女子之血，在下为经水，在上为乳汁，朝⑥有娠，则经水不动，乳汁不行，聚于子宫，以养其胎也。故胎之有血，如鱼之有水，水深则鱼得活，水涸则鱼困矣。今有娠而复下血，乃气虚血虚，胞中有热，不亟止之，但恐血枯，子命难全，母亦随毙。法当用人参、白术以补其气，归、芎以补其血，黄芩以清其热，生甘草以泻其火，阿胶以止其血，未有不安者矣。

---

⑤芑（qǐ，起）：粱、黍一类的农作物。
⑥朝：此上忠信堂本有"一"字。

卷之八

胎动不安

凡二论八方。

丹溪云：胎动者，因火逼动胎，逆上作喘，急用条芩、香附之类。夫黄芩乃安胎之圣药。安胎饮：胎成之后，觉胎气不安，或腹微痛，或腰间作疼，或饮食不美，宜服；或五六个月常服甚好。此丹溪方也。

白术　当归　白芍　熟地黄各一钱　人参　川芎　条芩　陈皮　甘草　砂仁　苏叶各三分　生姜三片，水煎

密斋云：胎动不安，其因有七：或因坠跌举重，触动胎气者；或因纵欲无度，触动胎气者；或因七情失节，触动胎气者；或因误食辛热，触动胎气者；或因触冒寒暑，冲动胎气者；或因修造移徙，触犯胎气者；或因母多疾病，胎失其养而不安者。当各求之，勿妄治也。

如因自高坠下，或为重物所压，触动胎气，腹痛下血，宜用安胎散主之。

缩砂不拘多少，和皮略炒，勿令焦黑，去皮取仁，为末，以当归、川芎等分，水煎作汤调服。如觉胎中热，其胎即安矣。此方甚验，大抵妊妇不可缺此，常服安胎易产。

如因夫妇贪欢，不知避忌，纵恣情欲，以致冲任伤损，触动胎元，胎动腹疼，或为漏胎者，宜如圣散主之。

　　鲤鱼皮鲜者　当归　熟地黄　阿胶面炒为珠　白芍　川续断　川芎　炙草各等分

　　水一盏，苎根少许，姜三片，煎服。

　　如因喜怒忧思，恐惧失节，触动胎气不安者，宜加减四物天香汤主之。

　　当归　川芎　香附　陈皮　苏叶⑦

　　因于怒，加黄芩、甘草、人参以缓其中，使肝气平。因于忧者，加枳壳、大腹皮以理其气，使脾气平，饮食进。因于喜者，加黄芩、黄连、麦门冬以泻其火，使气平⑧。因于恐者，加茯神、益智以安其神，使肾气平，则胎自安矣。

　　如因恣食酒面，炙煿厚味，及误服辛燥毒药者，以致邪火熏蒸，胎动不安，宜加味枳壳汤主之。

　　枳壳半两　黄芩一两　白术一两　加黄连　黄柏各二钱，炒　生甘草　青竹茹⑨

　　水煎服，三钱一剂。

　　如因起居不时，冲寒冒暑，动其胎者，宜《金匮》当归散加减。因寒，加葱白、苏叶、生姜。因暑者，加黄连、人参、知母。

　　如因修方动土，移徙堆垛，触犯日月胎神，以致不安者，宜服前安胎散，更请道高者，于胎神所占之方作符，使禳之。

　　如因母疾病，气衰血少，不能护养其胎，以致不安者，宜十圣散主之。即十全大补加减也。

　　人参　白术　地黄　砂仁　黄芪各五分　炙草　川芎　归身　白芍炒，各一钱　川续断八分

---

⑦当归　川芎　香附　陈皮　苏叶：剂量均阙如，待考。

⑧气平：视履堂本作"心气平"。

⑨生甘草　青竹茹：剂量均阙如，待考。

水煎服。

以上胎动不安者，诸症如有腹痛下血者，各就本方加阿胶、艾叶。

妊娠聚积（附：鬼胎）

凡七论三方。

《六元正纪大论》：帝曰，妇人身重，毒之何如？岐伯曰：有故无殒，亦无殒也。

王太仆云；故有坚大癥瘕，痛甚不堪，则治以破积愈痛之药。是谓不救必死，尽死救之，盖存其大也，虽服毒不死也。上无殒言母必全，下无殒言子亦不死也。

又曰：大积大聚，其可犯也，衰其大半而止，过者死。

河间云：药之性味，本以治疾，诚能处以中庸，与疾适当⑩，且如半而止之，亦何疑于攻治哉。

《要略》云：妇人宿有癥病，经断未及三月，而得漏下不止，胎动在脐⑪者，为癥痼害。妊娠六月动者，前三月经水利时，胎下血者⑫，后断三月下血也⑬。所以血不止者，其癥不去故也，当下其癥，桂枝茯苓⑭主之。

桂枝　茯苓　丹皮　桃仁_{去皮尖，炒}　芍药_{各等分}

上五味，为细末，炼蜜丸，如兔屎大，每日食前服一丸。

---

⑩与疾适当：忠信堂本作"与药适当"。可参。

⑪脐：《金匮要略》通行本作"脐上"。

⑫胎下血者：忠信堂本作"胎也，下血者"。

⑬三月下血也：忠信堂本作"三月衃也"。

⑭桂枝茯苓：此下据文义疑脱"丸"字。

不止，加至三丸。温水下。

《脉经》云：设令宫中人，若寡妇无夫，曾夜梦寐，交通邪气，或怀作久癥瘕，急当治下。

斩鬼丹

治妇人鬼胎如抱瓮。

吴茱萸　川乌头　白僵蚕炒　秦艽　柴胡　巴戟去心　巴豆不去油　芫花各一两

上为末，蜜丸，梧桐子大，每服七丸，蜜酒吞，取去恶物，取愈。

寸口脉洪而涩，洪则为气，涩则为血。气动丹田，其血则湿[15]，涩则于下，胎冷若冰。阳气活胎，阴气必凝，故必阴阳，其下心[16]僵，假令阳经蓄血若杯，阴为死血，阳为蓄血。

问：妇人双胎，其一独死，其一独生，医其生，下其死者，其病则愈，然后竟免[17]躯，何脉以别之？师曰：寸口脉卫气平和，荣气缓舒，阳施阴化，精盛有余，阴阳俱盛，故知双胎。今少阴微紧，血则浊凝，经养不周，胎则偏大，少腹冷满，膝膑疼痛，腰重起难，此为血理。若不早去，害母失胎，宜芎归汤。

川芎　当归各等分

每服[18]三五钱，加苏叶数茎，酒水合煎。死者即下，未[19]

---

⑮湿：忠信堂本作"温"。

⑯心：忠信堂本作"必"。

⑰免：同"娩"。

⑱每服：此上忠信堂本有"为末"二字，义长。

⑲未：忠信堂本作"生"。

者即安。

妊娠恶阻

凡三论五方二案。

恶阻者，谓有娠而恶心，阻其饮食也。

按：《内经》，精化于气，气伤于味。注云，精肉内结，郁为秽腐，攻胃则五味居然不得入也。女人重身，精化百日，皆伤于味也。其斯恶阻之谓欤？

妊娠平日喜怒忧思，七情气滞，以致中脘伏痰留饮。有娠之后，经血既闭，饮[20]血相搏，气不宣通，遂使心下愦闷，头旋眼花，四肢倦怠，恶闻食气，喜啖咸酸，多卧少起，甚则吐逆，不自胜持。治疗之法，顺气理痰，自然安矣。肥人是痰，瘦人是热。

密斋云：妊娠恶阻者，乃怀孕之常病，不须服药。惟平日脾胃虚弱，饮食少者，必呕吐大甚，饮食不入者，恐伤胃气，有害胎元，必须治之。然治此者，必用半夏，半夏有动胎之性，必须制用。炒过无妨。

如肥人恶阻，旋覆花汤主之。

旋覆花 川芎 细辛减半 人参各一钱 白茯苓 半夏
归身 陈皮各二钱 干姜炮，五分 炙草一钱

分作二服。姜五片，煎服。

---

[20]饮：视履堂本作"痰"。义长。

又方：加味二陈汤，一名小茯苓汤

陈皮　白茯苓各四钱半　半夏三钱　白术二钱四分　炙草一钱

上咬咀，分作二服，水二盏，姜五片㉑，乌梅一个，煎八分服。

瘦人恶阻，宜人参橘皮汤主之。一名竹茹汤，一名参补饮。

橘皮　茯苓各二钱　人参　麦冬　白术　厚朴姜制　炙草各一钱　竹茹鸡子大一团

水碗半，姜五片，煎服。

又方，用
白术二两　条芩一两　砂仁炒，五钱
为末，神曲糊丸，白汤下。

如呕吐不已者，恐伤胃气，宜钱氏异功散加藿香主之。
白术　陈皮　茯苓各一钱　藿香叶　人参　砂仁各半钱
炙草三分
水盏半，姜五片，煎服。或神曲为丸服，尤妙。

一妇孕两月，呕吐头眩，医以参、术、川芎、陈皮、茯苓服之，愈重。脉弦，左为甚。此恶阻病，必怒气所激，问之果然。肝气既逆，又挟胎气，参术之补，大非所宜，以茯苓汤、

㉑姜五片：忠信堂本作"姜三片"。

抑青丸二十四丸，五服稍安。脉略弦，口苦干，食即口酸，噫其膈间，滞气未尽行。以川芎、陈皮、栀子、生姜、茯苓煎汤下抑青丸，下十五粒而愈。但口酸易饥，此肝气未平，以热汤下抑青丸。愈后两手脉平和，而右甚弱，此时肝气既平，可用参术以防之，服一月而胎不堕。此丹溪治例也。

　　徽州商人吴俨妻汪氏，年三十余，末子二岁，正食乳，经水未行。一日因与夫争言激怒，得呕逆病，食入随吐，凡所食物，鼻中即作其食臭。请过二医，俱用反胃之药，不效，请予治之。其脉左三部沉实搏手，右三部脉平。予曰：此有孕脉也，当生二男。汪曰：我生过三子，皆三岁而后娠，今小儿方二岁，经又未动，不是娠也。只因与我官人讲口，便有此病。予曰：身自有娠，且不知之，况医人乎，宜其服药而不效。盖怒伤肝，肝传心，诸臭皆属于心，心传脾，故随所食之物，即作其物气②出也。呕逆食臭，皆肝心二脏之火炎上之象也。以黄芩（一两）、黄连、白术、陈皮、香附（童便炒黑）、白茯苓各五钱，砂仁（炒）二钱。共为末，神曲糊丸，绿豆大，每五十白汤下。未五日而安，后生双男。

---

②物气：忠信堂本作"臭气"。

卷之九

妊娠子悬

凡五论二方一案。

妊娠五六个月以后，胎气不和，上凑心腹，胀满疼痛者，谓之子悬，严氏紫苏饮主之。

紫苏　大腹皮　陈皮　川芎　白芍　当归各六分　人参甘草各三分

姜三片，葱五茎，水煎，空心服。亦治七情过伤，胎动不安之病。

蔡元度宠人有孕，夫人怒欲逐之，遂成此疾。医官王师复处香术散，用莪术（煨）三钱[1]，丁香一钱，甘草三分。共为细末，分作三服，空心，盐汤调，觉胸中如物推下之状而愈。

古庵云：妇人忿怒忧思过度，以致胸腹之间气刺满痛。此言良是。盖妇人上有舅姑丈夫，事触物忤，不能自决，而忧思忿怒，沉郁于中。丹溪云：气郁成火，火载胎下[2]，荣卫不通，则心腹之间胀满疼痛俱作也。宜矣。

妊娠子上冲心昏闷，刺巨阙穴，在鸠尾下一寸是，下针令苏不闷，次补合谷，泻三阴交，胎应针而落。如子手掬心，生

①三钱：忠信堂本作"二钱"。
②下：视履堂本作"上"。义长。

145

下子有针痕顶母心，向前人中有针痕，向后枕骨有针痕是。

辨云：按，《十四经发挥》云，凡人心下有膈膜，前齐鸠尾，后齐十二椎，周围著脊所遮膈，令浊气不使上熏心肺，是心在膈上也。妊娠之妇，若子上冲至膈，则儿之在腹，指未能执物，尚坚握而不伸者，又有胞衣裹之，岂能破膈握心哉。心为一身之主，神明出焉，不容小有所犯，岂有破冲掬而不死哉。盖以其上冲近心，故云尔，如胃脘痛曰心痛之类是也，学者不可以辞害意。

密斋云：五脏系皆通于心，而心通五脏系也。故胞门子户上通心系，胎气和则安静而不动，胎气不和则伸缩转动，牵拽其系而心痛也，如物悬坠之状，名曰子悬。

妊娠子烦

凡七论九方。

妊娠四月六月，多苦烦闷，盖四月属少阴君火以养精，六月属少阳相火以养气，所以如是。又有不在此两月份，而苦烦闷者，由将息失宜，七情伤感而然也，名曰子烦。

密斋云：子烦之症，皆属于热，有虚有实，更宜分十二经养胎之月，各随其脏气治之。此吾家传之秘，群书未载。

如妊娠食少气弱者，此虚烦也，宜麦门冬散主之。

麦门冬　白茯苓　防风各一分③　人参半钱

水一盏，姜三片，淡竹叶十片，煎七分服。

妊娠气实体壮者，此实烦也，宜竹叶汤主之。

---

③各一分：忠信堂本作"各一钱"。

白茯苓　防风　麦冬　条芩　知母各一钱

淡竹叶十片，煎服。

如初受胎一月二月，此足厥阴肝、少阳胆二经之脉所养也。此时精血混合，胞胎融结，肝胆气逆，使人烦闷不安，呕吐恶阻，柴胡汤主之。

柴胡钱半　赤茯苓　麦冬　条芩各一钱　人参　橘皮　甘草各五分

水盏半，生姜三片，煎八分，温服。

如妊娠三月四月，手心主包络、少阳三焦二经之脉所养。二经皆属相火，其气逆，令人烦闷不安，口干舌燥，加味竹沥汤主之。

淡竹沥一合　黄芩　麦冬　知母各一钱　白茯苓钱半

上哎咀，水二盏，入炒黄柏三分，煎一盏，入竹沥，再煎一二沸服。

如妊娠五月六月，此时属足太阴脾、阳明胃经之脉所养。若因饮食劳倦所伤，以致气逆，令人腹胀，烦闷不安者，和胎饮主之。

白术　白茯苓　条芩各一钱　厚朴制　麦冬　枳壳炒，各五分　甘草二分④

水煎，食远服。

如妊娠七月八月，此时受手太阴肺、阳明大肠二经之气所养。若因形寒饮冷所伤，以致气逆，令人喘咳，烦闷不安者，知母饮主之。

白茯苓　黄芩各二钱半　知母　麦冬　炙草各一钱六分　桑白皮　地骨皮各一钱

―――――

④二分：忠信堂本作"三分"。

分二帖，水二盏，煎一盏，入竹沥一合，再煎沸服。

如妊娠九月，属足少阴肾经脉养。此时胎形俱足，如有烦闷不安者，乃胎肥作热也，宜芩术枳壳汤主之。

条芩钱半　白术　枳壳炒，各一钱　生甘草五分

淡竹沥⑤十二片煎，空心服。

妊娠子满

凡二论一方一案。

妊娠至七八个月，此时受足太阴脾经、手太阴肺经之气已足，形体俱成，毛发渐生，其妇奉养本厚，安居太过，胎元肥壮，湿热内盛，腹大如鼓，腹满下坠，逼迫子户，坐卧不安，谓之子满。经云：诸湿肿满，皆属脾土。诸气膹郁，皆属于肺。宜东垣和气饮主之。

白术　黄芩各钱半　大腹皮　枳壳炒，各一钱　苏叶茎　砂仁各五分，炒　炙草三分

水煎。

徐太和之妻，娠八月，得子满病，他医作子悬治，不效。腹满转甚，胎坠下迫，玉门大张，胞形外露，但伸卧⑥不能坐，势危，请密斋师治之。诊其脉，两手俱大坚搏手，谓其夫曰：令正病无害，乃双胎也。胎肥气弱，不能束约，故下坠耳。用束胎和气饮主之，加人参一钱，升麻炒，三分，服三剂，胎复上而安，后生一男一女。

---

⑤沥：忠信堂本作"叶"。

⑥伸卧：忠信堂本作"仰卧"。

《要略》云：妇人怀娠六七月，脉弦发热，其胎愈胀，腹痛恶寒者，小腹如扇，所以然者，子脏开故也，当以附子汤温其脏。方未见。

妊娠子肿

一名子气。凡三论五方二案。

戴云：子肿者，谓夫人手足或头面通浮肿者是也。

《济生方》云：曾有娠妇腹胀，小便不利，吐逆，诸医杂进温胃宽气等药，服之反吐，转加胀满凑心，诊之胎死也。久服下死胎药，不能通，详因，得鲤鱼汤。其论曰：娠妊遍身肿满，或心胸急胀，名曰胎水。遂去妇人胸前看之，胸肚不分，急以鲤鱼汤三五服，大小便皆下恶水，肿消胀去，方得分娩死胎，可谓更生之人矣。此症盖怀娠腹大，不自知觉，人人皆谓胎娠如此，终不知胎水之患也。故著此论，以谕后人，当自省察。

三因鲤鱼汤

专治妊娠腹胀，胎有水气。

白术五两　白芍　当归各三两　白茯苓四两

上锉细，鲤鱼一个，不拘大小，破洗鳞腹，白水煮熟，取汁，去鱼不用，每服四钱，鱼汁钟半，姜七片，橘皮少许，同煮七分，空心服，以胎水去尽为度。一方加人参、泽泻。丹溪治一妇人，三十八岁患有娠水肿，鲤鱼汤加五苓散治之愈。

《要略》云：妊娠有水气，身重，小便不利，洒淅恶寒，起即头眩，宜葵子茯苓散主之。

葵子一升⑦　茯苓三两

上二味，杵为末，米饮服一钱，日三服，小便利为度。

娠妇面目虚浮，肢体肿如水气者，全生白术散主之。

白术一钱　生姜皮　大腹皮　白茯苓皮　陈皮　桑白皮各五钱

上咬咀，浓磨木香水半盏，同煎八分，去渣温服。

如娠妇三月成胎之后，两足自脚面渐肿腿膝以来，行步艰辛，状似水气，至于脚指间有黄水出，又名子气，天仙藤散主之。

天仙藤即青木香苗茎也，洗，略炒　香附炒　陈皮　甘草减半

乌药各等分　木瓜三片　木香等分

水盏半，姜三片，煎服。

密斋云：妊娠七八月后，两脚肿者，未可医治，至产后其肿自消。如两脚肿甚者，宜白术茯苓⑧主之。

白术　白茯苓各二两　防己　木瓜各三两

上为细末，每服一钱，食前沸汤调下，日三服，肿消止药。

---

⑦一升：忠信本作"一斤"。

⑧茯苓：此下忠信堂本有"散"字。

卷之十

妊娠伤寒

凡十五论十二方。

丹溪活套①：妇人胎前感冒风寒，头痛发热，或身体疼痛，用四物汤合小柴胡汤，或更加细辛、白芷、羌活、防风等药。

河间云：大抵胎病天行从增损柴胡，杂症从增损四物。然春夏须从柴胡，秋冬必用四物，药性寒热，病症虚实，不可不察也。又云：治产前寒热，小柴胡去半夏，谓之黄龙汤。

密斋云：妊娠伤寒，专以清热安胎为主，或汗，或下，各宜随其五脏表里所见脉症主治，勿犯胎气。故在表发汗，以香苏散为主方；半表半里则和解之，以黄龙汤为主方；在里则下之，以三黄解毒汤为主方。此吾家传之秘，活人甚多。如古方六合汤，虽分治详明，犹不及此切当。

凡娠妇伤寒，勿论日数，但见恶寒头疼，宜香苏散主之。

紫苏二钱　香附子炒黑，二钱　陈皮一钱　甘草半钱

姜三片，葱五根，煎服。

头痛加川芎、白芷各一钱，名芎芷香苏散。

假令得肝脉，其外症善洁面青，善怒，其三部脉俱弦而

---

①活套：习用的格式；俗语常谈。

浮，恶寒。里和，谓清便自调也，本方加羌活、防风各一钱，谓肝主风，是胆受病也。

假令得心脉，其外症面赤口干，善笑，其三部脉俱浮而洪，恶寒。里和，谓清便自调也，本方加黄芩、石膏各钱半，谓心主热，是小肠受病也。

假令得脾脉，其外症面黄善噫，善思，其尺寸脉浮而缓，恶寒，里和，本方加白术、防己各钱半，谓脾主湿，是阳明受病也。

假令得肺脉，其外症面白善嚏，善悲不乐，欲哭，其尺寸脉俱浮而涩，恶寒，里和，本方加黄芪、防风各一钱，谓肺主燥，是太阳②受病也。

假令得肾脉，其外症面黑，善恐，其尺寸脉俱浮而濡，恶寒，里和，本方加附子（炮）一钱，谓肾主寒，是膀胱经受病也。附子犯胎，用吴茱萸温之可也。

河间云：解利伤寒，不问何经所受，紫苏皆能解之。谓不犯各经之受病，虽不能解尽，亦无坏症。羌活汤尤益妊妇。

羌活二钱　防风　川芎　黄芩　甘草炒，各一钱③　细辛三分半　白芷一钱　白术钱半，无汗用苍术

水煎服，无时。

其妊妇伤寒，得之三五日后，有恶寒发热，内有烦渴引饮，小便赤涩之症，此邪在半表半里也，宜黄龙汤主之。

柴胡二钱　黄芩钱半　人参一钱　甘草一钱

姜枣引。

如寒热往来，无汗口干，加葛根二钱，去枣，入葱白

---

② 太阳：忠信堂本作"大肠"。当是。
③ 各一钱：忠信堂本作"各一钱二分"。

三根。

如头疼不止，加川芎、白芷各一钱，去枣，加葱白三根。

如发热有汗，口渴，加白术、瓜蒌根各钱半。

如脉浮大有力，大热大渴，本方合人参白虎汤，去姜枣。

如心烦不得卧，本方加白茯苓、麦门冬各一钱。

如呕哕，加半夏（制）、白茯苓各一钱，去枣。

如胸胁满痛，加枳壳（炒）、香附子（炒黑）、川芎各一钱。

如大便秘，本方初加大黄五分，得利则止，不利加一钱，以利为度。

其娠妇伤寒五六日后，表邪悉罢，并无头疼恶寒之症，止烦躁发热，大渴，小便赤，大便秘，或利下赤水，六脉沉实，此病邪在里也，宜三黄解毒汤主之。

黄柏　黄芩　黄连　山栀　大黄等分

水煎。更随五脏脉症加减。

假令得肝脉，其内症烦满消渴，溲便难，尺寸脉沉弦有力，是肝经本脏受病也，本方加当归钱半，甘草五分，倍山栀。

假令得脾脉，其内症腹胀满，谵妄，其脉沉缓有力，是脾经本脏受病也，本方加枳实（炒）、厚朴（姜汁炒）各钱半，倍大黄。

假令得心脉，其内症烦躁，心痛，掌中热而哕，尺寸脉沉数有力，此心经本脏受病也，本方加麦冬一钱，竹茹一团，倍黄连。

假令得肺脉，其内症喘咳胸满，尺寸脉沉涩有力，是肺经本脏受病也，本方加葶苈（炒）一钱，桔梗五分，倍黄芩。

假令得肾脉，泄如下重，足胫寒而逆，尺寸脉沉而石，是肾经本脏受病也，加干姜（炮）五分，熟地黄钱半，倍黄柏。

其娠妇伤寒，发汗后，汗流不止，胎气损者，加减当归六黄汤。

归身　黄芪　生地黄　黄芩　白术　阿胶珠　炙草各等分

浮小麦一撮，煎汤盏半，去麦，每服五钱，煎七分，温服。

其娠妇伤寒，下后，协热而利不止，胎气损者，宜加味黄芩汤。

黄芩二钱　白芍　白术　白茯苓　炙甘草　阿胶各一钱

水盏半，煎一盏，后入阿胶，再煎八分服。

其娠妇汗下后，热不除者，虚也，加味竹叶汤主之。

人参　麦冬　炙草　阿胶　生地黄各一钱

竹叶十二，粳米合引④。

其娠妇伤寒，瘥后发热者，宜黄龙汤、四物汤主之。因于食者，本方加枳实。

其娠妇伤寒，热极发斑，状如锦纹者，宜四物汤去川芎，加黄芩、人参、知母、石膏、玄参、大青叶主之。

其娠妇热病护胎法。夫妊娠感非时之邪，热毒之气，侵损胞胎，遂有动胎漏血，致害子母之命，用白药子不拘多少，为末，以鸡子清调，摊于纸上，如碗大，贴脐下胎存处，干则以温水润。

又方：以灶心土研细，水调涂脐下，干又易之。

又方：以井底泥敷心下，令胎不伤。

又方：用干浮萍、朴硝、大黄（炒）、蛤粉、板蓝叶，共为末，水调贴脐下，安胎，解燥热，和脏腑。

---

④竹叶十二，粳米合引：忠信堂本作"水竹叶十二皮，粳米一合，水煎服"。

其娠妇值天行热病，壮热，百节疼痛。不急治，即堕胎。

柴胡　知母　葛根　石膏各六钱　大青叶八钱　栀仁一两　升麻八钱　葱白切，半盏

水七盏，煎三盏，分四服服之。

其妊娠热病六七日，极者伤胎，儿死腹中，身冷不能自出，须用暖胎药，服黑神散，温酒调，暖胎自出。详此不若用催生汤。

苍术二两　桔梗一两　橘仁⑤六钱　白芷　桂心去皮，各二钱　炙草二钱　干姜炮　当归　厚朴制　芍药　半夏洗　川芎　枳壳炒，各四钱　杏仁　木香各一钱

水盏半，姜枣引。

妊娠霍乱

一论一方。

霍乱者，阳明经病之别名也。阳明者，胃也。盖因平日五味肥浓，腐积成痰，七情菀结，气盛为火，停蓄胃中，乍因寒热之感，邪正交争，阴阳相混，故令心腹绞痛，吐利并作，挥霍变乱，故名霍乱。如邪在上胃脘，则当心而痛，其吐多。邪在胃脘⑥，则当脐痛，其利多。邪在中脘，腹中痛，吐利俱多。吐多则伤气，利多则伤血，血气受伤，不能护养其胎。况邪气鼓击，胎气震动，寿未有不殒者矣。此危恶之症，不可不亟治也，宜前香苏散加藿香叶治之。

---

⑤橘仁：忠信堂本作"陈皮"。
⑥胃脘：此上据文义疑脱"下"字。

香苏散一剂　藿香叶　缩砂炒，各五分

如转筋加木瓜一钱，胎动不安加白术钱半。

如夏月得之，加黄芩钱半，黄连一钱，香薷二钱。

如冬月得之，加人参、白术各一钱，干姜（炮）五分。

妊娠风痉

又名子痫。一论三方一案。

痉，俗作痓，乃太阳膀胱病之别名也。论曰：妊娠中风，颈项强直，筋脉挛急，言语謇涩，痰涎壅盛，或发搐不省人事，名曰子痫。亦有临月发风痉，或晕闷倒地不识人，吐逆如痫，亦名子痫。治各有方。

其因中风，腰背强直，时复反张无汗者，宜防风葛根汤主之。

防风　葛根　生地黄　川芎各二钱　杏仁去皮尖　麻黄去节，各一钱半⑦　桂枝少许　独活　甘草　防己各一钱

上咬咀，分二帖，每水盏半，煎麻黄去沫，入药煎八分，温服，以安为度，不安连服勿间。

其有汗者，或发搐不省人事者，宜羚羊角散主之。

羚羊角镑　川独活　酸枣仁炒　五加皮各半钱　薏苡仁　防风　当归　川芎　茯神　杏仁去皮尖，各四分　木香　甘草各二分半

水钟半，姜三片，煎服如上法。

其临月发者，宜葛根汤主之。

----

⑦一钱半：忠信堂本为"二钱半"。

葛根　贝母　陈皮　防风　防己　川芎　当归　白茯苓
桂枝　泽泻　人参　独活　石膏　炙草各等分

每帖七钱，水二盏，煎八分，不拘时。贝母令人易产，未临月用升麻代之。

密斋师在郧阳时，值郧阳知县一婢，临月患此病，口眼㖞斜，腰背反张。手足挛曲，不省人事，请师治之。用黄连解毒汤方，加朱砂末，斡开口灌之，稍定，其夜生一男。主谢曰：以一剂之药，活二人之命，其功大矣。产后病尤昏迷不醒，以七珍汤与之，即安。

卷之十一

妊娠心腹腰诸痛

凡三论九方。

妊娠以安静为贵,但有心腹诸痛,便是胎气不和,此胎气之为母病者也。若因饮食不调,恼怒不已,或素有痰气,发作无时者,此母病之害其胎气也。须分治之。

丹溪云:凡心气诸痛,不可用参术补气,其痛愈甚。师谓治诸心腹痛者,用香苏散加砂仁最妙。

其二三月娠,忽心腹腰痛不安,此肝气不和也。

当归三钱　阿胶珠二钱　炙草一钱　葱白四钱

水煎。

其三五月①娠,忽心腹绞痛者,此心气不和也。

大枣十四个,烧令黑　盐煅,一钱

为末,取一撮许,酒调服愈。

其娠妇心痛,气欲绝者,火龙散主之。

艾叶末盐炒,一两半　茴香炒　川楝子去核,各一两

上为末,每服二钱,水一盏,煎七分,食后服。

其娠妇腹中绞痛,心下急痛者,当归芍药汤主之。

白芍药四两　当归三两　白茯苓一两　泽泻一两　川芎二两

---

① 三五月:忠信堂本作"四五月"。义长。

炙草一两

共为细末，每服三钱，食前温酒调服，蜜丸亦可。

其妊娠无故下血，腹痛不可忍，或下黄汁如漆水、如豆汁。

野苎根炒　金银花各一两

酒水各一盏，煎服。

其娠妇素有冷气，心痛如刀刺及腹痛者，加减当归散主之。

当归　香附炒黑　川芎各三两　青皮二两　吴茱萸半两，炮七次

上为末，温酒调一钱，服无时。

其娠妇腰痛不可忍者，通气散神妙。

破故纸不拘多少，瓦上炒令香

上为末，嚼胡桃肉半个，空心温酒调服二钱。

其因于七情者，前方香苏散加砂仁、木香各五分。

其因于饮食者，香苏散加白术、枳实各一钱，砂仁五分。

妊娠痎疟

凡一论四方。

疟者，苛毒苦恼之名也。寒则凛凛，汤火不能御，热则蒸蒸，冰雪不能解，所谓来如风火，去似微尘，易受而难退也。有孕之妇，岂堪忍受。方其初得，急驱逐之，及其久也，须和解之，勿犯胎气，勿伤胃气，此治之之大要也。

初病之时，小柴胡合四物汤以解之。解之不退，宜常山饮截之。

知母　川常山各二钱　炙草一钱　乌梅一钱

酒水各盏半，桃枝七寸，露一宿。发日五更服，面东。如吐勿忌，得吐即愈。

其疟久不可再截，只以补脾和胎为主，宜加味异功散主之。

人参　白术　白茯苓　炙甘草　陈皮　当归　黄芩　柴胡_{等分}

上为末，每服一钱，米饮下，日三服，得汗而解。或加九肋鳖甲，作丸服之妙。

如寒多热少者，驱邪散主之。

良姜_炒　白术　草果仁　藿香叶　陈皮　缩砂　白茯苓_{各五分}　炙草_{二分}②

姜五片，枣一枚，服不拘时。又治食疟。

如热多寒少者，加味白虎汤主之。

生地黄_{钱半}　黄芩　麦冬　人参　知母　葛根_{各一钱}　石膏_{三钱}　甘草_{五分}

乌梅半个，水煎。亦治暑疟。

---

②二分：忠信堂本作"一分"。

卷之十二

妊娠吐泻

凡二论五方。

吐利并作者，霍乱也。常吐者，恶阻也。治法在前。惟忽然呕吐者，勿认恶阻，须详审之。如吐清水，同食物出者，寒也，宜理中汤主之。

人参　白术各一钱　炙草三分　干姜①五分　藿香叶五分

水盏半，煎七分，入姜汁一匙。

如吐酸水，同食物出者，热也，宜加味二陈汤主之。

陈皮钱半　白茯苓　半夏炒，各一钱　甘草三分　黄连姜汁炒　吴茱萸炮，去皮，三分

水钟半，姜五片，煎服。

妊娠多食瓜果生冷，及当风取凉，则冷②胎冷，腹胀虚疼，肠内虚鸣，脐下冷痛，大便滑泻，宜安胎和气饮主之。

诃子面煨，去核　白术各二钱　陈皮　良姜炒　木香　白芍炒　陈粟米炒　炙草各钱半

分二帖，水二钟，姜五片，煎服。

如泻久不止，恐其伤血，无以养胎，宜加减八珍汤主之。

----

①干姜：忠信堂本作"炮姜"。
②冷：视履堂本作"令"。义长。

人参　白术　白茯苓　炙草　当归　生地　白芍　阿胶_各
_{等分}

水钟半，煎一钟，入阿胶，煎八分，食前服。

如不止，兼服三物桃花丸。

赤石脂　白龙骨_{等分}　干姜_{炒焦，减}③

上为末，粥糊丸，梧桐子大。每服三十丸，或五十丸，米
饮下。

妊娠痢疾

一论五方一案。

病属湿热，努贡之时，胃气下陷，胎气坠，不亟治之，恐
其伤胎。

初病腹中胀痛，里急后重，宜下之，三黄解毒汤主之。方
见前。

腹中微痛，里急后重，用河间"行气后重自除，养血则
下利自止"，法宜芍药汤主之。

白芍_{一钱}　当归　黄连_{各五分}　槟榔_{二分}　木香_{二分}　肉桂
_{少许}④　大黄_{三分}　黄芩_{一钱}　炙草_{二分}

上咬咀，水盏半，煎八分，食前服。

又，芍药蘗皮丸常服。

白芍　黄柏_{各二两}　黄连　当归_{各半两}⑤

上为末，水丸，小豆大，每五十丸，陈米饮下。

---

③减：此下忠信堂本有"半"字。

④少许：忠信堂本作"一分"。

⑤半两：忠信本为"二钱半"。

大抵妊娠痢疾，以清热解毒为主，此治湿热之圣药也。

妊娠下利赤白，肠鸣后重，谷道疼痛，黄连阿胶丸主之。

黄连　砂仁　归身　阿胶　白术各一两　干姜炒，二钱半 枳壳炒，五钱　炙甘草三钱

上为末，盐梅肉三两，入少醋，同杵丸，陈米汤下。

妊娠脓血下痢，状如鱼脑，小腹绞痛难当。

地榆　黄连　阿胶另煎　酸石榴皮等分

水煎。

临产痢疾，用栀子烧存性，末之，空心热水调下一匙，甚者不过五服。或用四物汤调枳壳散服，效。

罗田典史熊镜妻有娠，先于五月病热，请女医朱廷和治之，变疟；又请万元献壬子举人治之，加痢；至八月疟痢并作，请师调治。诊其脉，左手沉实有力，右脉浮大而虚，此乃男娠内伤病也。用补中益气汤加条芩，倍白术，连进十余服，疟痢俱止，后以胡莲丸⑥调理而安，次年春果生一男。

妊娠喘嗽

凡一论四方。

妊娠喘嗽，当分二症。有风寒外感者，有胎气内壅者，须详审之。其风寒外感者，必发热，鼻塞声重，初病之时，宜发散之，桔梗散主之。

天门冬　茯苓各一钱　杏仁去皮尖　人参　甘草　桑白皮蜜炒　紫苏叶　桔梗各五分　麻黄去节，七分

---

⑥胡莲丸：忠信堂本作"胡连丸"。

姜三片，水煎。

久嗽不止，谓之子嗽，引动胎气，胎必不安，宜紫菀汤主之。

天门冬　紫菀各二钱　桔梗五分　甘草　杏仁去皮尖　桑白皮蜜炒，各二分半　防风五分

上咬咀，水二盏，竹茹一块，煎八分，入蜜半匙，再煎一沸服。

如服上药不止，或痰中有血者，宜门冬清肺饮主之。

天冬　麦冬各一钱　桑白皮蜜炒　杏仁去皮尖　黄芩　五味子　阿胶　桔梗　甘草各五分　苏叶五分　乌梅肉半个⑦

水煎服。

痰甚加陈皮五分，淡竹沥一合。有血加生地黄一钱，大蓟根、茅根汁各一二匙。

妊娠七八月以后，受肺与大肠之气，胎气壅盛，咳嗽喘急，宜马兜铃散主之。

马兜铃　桔梗　枳壳炒　甘草　陈皮　大腹皮　苏叶各一钱　五味子七粒

姜三片，水煎。

妊娠子淋（附：不禁）

凡三论六方。

子淋之病，须分二症：一则妊母自病，一则子为母病。然妊母自病，又分二症：或服食辛燥，因生内热者，或自汗自

---

⑦半个：忠信堂本作"五个"。

利，津液燥者。其子为母病，亦分二症：或胎气热壅者，或胎形迫塞者。症既不同，治亦有则也。大抵热则清之，燥则润之，壅则通之，塞则行之，此治之之法也。

娠妇奉养太厚者，喜食炙煿酒面，辛燥之物，以致内热，小便赤涩作痛者，宜加味木通汤主之。

木通　生地黄　赤芍　条芩　甘草梢_{等分}

淡竹叶十二片，水煎。

妊妇尝病自汗，或因下痢后，小便短少，不痛者，此津液不足也。

麦冬　通草　滑石_{各三钱}　当归　甘草_{各五钱}　人参　细辛_{各一钱}

上为细末，每服二三钱，灯心煎汤，空心服。

娠妇素淡滋味，不嗜辛酸，病小便赤涩而痛者，此胎热也，宜冬葵子汤主之。

冬葵子_{一两}　赤芍　条芩_{各半两}　赤茯苓　车前子_{各三钱}

上末，每二钱米饮调服，不拘时。如小便不通，恐是转胞，加发灰少许极妙。

娠妇八九月，胎形肥硕，小便短少，小腹胀，身重，恶寒，起则晕眩欲倒，此胎气迫塞，膀胱之气不行也，宜大腹皮散主之。

枳壳_炒　大腹皮　甘草_{炙，各一钱}　赤茯苓_{三钱}

上为末，每服一钱，浓煎葱白汤下，不拘时。一方有黄芩一钱。

一娠妇淋沥，小便不通，医作转胞治之，不愈，后用槟榔、赤芍药二味研末，顺取长流水煎汤调服，效。此方治男妇一切血淋，及淋涩水道疼痛，用之无有不效。

娠妇九个月后，多小便不禁者，胎下坠也。凡见小便频数，或自出不觉，其势将产，不须治之。如九月以前，遗尿不知出者，此病也，用真桑螵十二个，炙焦，为末，空心米饮调下。又方：用白薇、白芍药等分，为末，酒调方寸匕，日三服。

《要略》云：妊妇小便难，饮食如故，归母苦参丸主之。

当归　贝母　苦参各四两

上为末，炼蜜丸，如小豆大。米饮下三丸，加至十丸。

妇人怀胎有伤，腹满不得小便，从腰以下重，如有水气状，怀身七月，太阴当养不养，此心气实，当刺泻劳宫及关元，小便微利则愈。

卷之十三

妊娠转胞

仲景曰：妇人本肌肥盛，头举自满①，反羸瘦，头举中空②，胞系了戾③，亦多致此病，但利小便则愈，宜服肾气丸。按：此方以中有茯苓故也，地黄为君，功在补胞。方见上卷。

丹溪曰：转胞之病，胎妇之禀受弱者，忧闷多者，性急躁者，食味厚者，庸或有之。古人皆用滑利疏导药鲜有应效，因思胞不自转，为胎所压，展在一边，胞系了戾不通耳。胎若举起，居于其中，胞系自通，水道自利。然胎之坠下，必有其由。近吴宅宠人患此，遂用四物汤加参、术等药，空心饮，随以指探喉中，吐出药汁，俟少顷气定，又与一帖，次早亦然，如是与八帖而安。此法未为的确，恐偶中耳，后又历用数人皆效，未知果何如耶？方名参术散：四物汤加人参、白术、半夏、陈皮、甘草。入姜煎，空心服。

吴宅宠人患转胞，两脉似涩，重则弦，左稍和。予曰：此

---

①头举自满：指胎儿头举身满。自，《金匮要略》通行本作"身"。义胜。
②头举中空：指胎儿头举身空减。中：指代"身"。空，此下《金匮要略》通行本有"减"字。空减，联合词组，与上文"满"相对，意为"不满"。
③胞系了戾：病证名。膀胱排尿功能紊乱，导致脐下急痛，小便淋沥不通。胞系，通指泌尿系统。了戾，反转不顺。

得之忧患。涩为血少气多，则胎气弱而不举，弦为有饮。血少则胎弱，气多有饮，中焦不清而隘，则胞知所避而就下。乃以参术散与服，去八帖而安。

妊娠便秘

凡一方。

便难之病蓄热，属血虚，宜润肠丸主之。

火麻子_{去壳，取净仁，二两，净研}　桃仁_{去皮尖，另研，一两，生用}

上和匀，研极细末，蜜丸，梧桐子大，每服三十丸，空心，枳壳汤下。

妊娠杂症

凡十三症十三方三案。

娠妇冬月中寒，宜理中汤加细辛主之。

娠妇夏月中暑，宜人参白虎汤加黄连主之。

娠妇伤食，香苏散加白术、枳实（炒）、黄连主之。

娠妇夏秋之间中湿，宜平胃散加黄柏主之。

娠妇胎不长者，血气不足也，五六月脾胃脉养之时，宜十全大补汤去桂，加陈皮，姜枣引。

娠妇胎肥者，八月以后，胎气壅盛，宜常服枳壳散，易产。

商州枳壳_{五两，炒}　炙粉草_{一两}　香附_{炒黑，一两}

上为末，每服二钱，空心沸汤调服。一方有糯米半斤

（炒），同为末，令儿易产。初生胎气微黑，百日后肥白，此为古方之冠。若娠妇稍弱者，单服恐胎寒腹痛，胎弱多惊，王隐君于内加当归一两，木香半两，不见火，如此用之，则阳不致强，阴不致弱，二气调和，有益胎嗣。

湖阳公主胎肥难产，方士进瘦胎散，用枳壳四两，和甘草二两，为末，空心服六钱匕，茶调服。

妊娠胎惊者，七八月以后，胎形既成，或因气闷，或因喧呼，心神④脉乱，致令子惊，使母心神怔悸，睡里多惊，坐卧不宁，气急逼迫，宜服大圣散，保安胎孕，子母无虞。

白茯苓　川芎　麦冬　炙草　当归　木香　人参　炙芪等分

上㕮咀，每服七钱，水钟半，姜三片，煎服。

妊娠胎热者，皆因娠妇多居火间，衣著太暖，伏热在里，又食酒面炒煿，热物太过，致令胎热，头旋眼晕，食⑤物不见，腮项肿核，若加涎壅，命在须臾，此肝脏毒热上攻也，宜消风散主之。

石膏炒　菊花　当归　羌活　防风　芥穗　川芎　白芷各钱半　羚羊角半钱　炙草半钱　茗苦茶一钱　大黄豆卷一钱

分二帖，水煎。

一娠妇将临月，两眼忽然失明，不见灯火，头痛眩晕，项腮肿不能转，诸医治疗不瘥，转加危困，偶得消风散服之，病减七八获安。分娩，其眼吊起，人物不辨。有人云：只服四物汤加荆芥、防风，更服眼科天门冬饮子，但以此方间服，目渐稍明。大忌酒面煎炙，鸡鱼鹅鸭豆腐，辛辣热毒物并房劳。不然，则眼不复明也。

---

④神：忠信堂本作"恍"，义长。
⑤食：忠信堂本作"视"，当是。

天门冬饮子

天门冬　芫蔚子　知母各二钱四分⑥　茯苓　羌活　五味子
人参各一钱八分　防风二钱一分

㕮咀，分二帖，每水二盏，姜三片，煎八分服。

妊妇七八月，忽然无故悲伤欲哭，状如神灵所作，数欠伸者，此名脏躁，乃肺也，宜甘麦大枣汤主之。出《要略》。

甘草二两　小麦一升　大枣十枚

三味，以水六升，煮取三升，分三服。

妊娠失音不语，奇病论：帝问曰：人有重身，九月而喑者，何也？岐伯对曰：胎之络脉绝也，胎络者，系于少阴之脉，贯肾，络舌本，故不能言。帝曰：治之奈何？岐伯曰：无治也，当十月复。

妇人有娠，故服毒药攻胎，药毒冲心，外症牙关紧急，口不能言，两手强直握拳，头低自汗，身微热，与中风子痫相似，其脉浮数，十死一生。医者不识，作中风治之，更不审问，必致损⑦绝。宜用白匾豆一味，研末，新汲水调，斡开口灌之。此症不正之妇有之。

妊娠儿在腹中哭，宜黄连汤主之。

黄连三钱　甘草一钱

浓煎二味，令母呷之。

又一方：用半年空屋下鼠穴中土一块，令母含之。即止。

一云：脐带上疙瘩，乃儿口中含者，因娠妇登高取物，脱出儿口，以此作声，令娠妇曲腰在地拾物，使儿复得入口，

---

⑥二钱四分：忠信本为"一钱四分"。
⑦损：忠信堂本作"殒"。义长。

即止。

密斋云：此症临月将产妇人有之。师母钱氏，嘉靖戊子有娠九个月，儿在腹中哭，钱大惊，令作男子拜而止之，过二十日生师兄邦孝也。

娠妇日月未足而腹痛，如欲产者，用知母一味，为末，蜜丸，鸡头实⑧大，酒化下。

---

⑧鸡头实：芡实的别名。

卷之十四

预防难产

丹溪云：世之难产，往往见于郁闷安逸之人，富贵奉养之家，若贫贱辛苦者无有也。方书止有瘦胎饮一论，而其方为湖阳公主设也，实非极至之言。何者？有此方，其难自若。予族妹苦于难产，正与湖阳公主相反。今其有娠五六个月，遂于大全方紫苏饮加补气药，与十数帖，因得男而甚快。遂以此方随母之形色性禀，参以时令加减与之，无不应者。因名曰达生散。

大腹皮三钱　　人参五分　　陈皮五分　　白术一钱　　白芍一钱
炙草二钱①　　紫苏梗叶五分　　归身一钱

入青葱五叶，黄杨脑七个，此即黄杨树叶梢儿也，或加枳壳、砂仁，以水煎，食后服。于八九月服数十帖，甚得力。

夏加黄芩，冬不必加，春加川芎，或有别症，以意消息。

气虚加参、术，气实香附、陈皮，血虚倍归、芎，形实倍紫苏，性急加黄连，有热加黄芩，湿痰加滑石、半夏，食积加山楂，食后易饥倍黄杨脑，腹痛加木香、桂。

予族妹苦于难产，后遇胎孕，则触去之，予甚悯焉。说其形肥而勤于针指，静思旬日，忽自悟曰：此症与湖阳公主相反，彼奉养之人，其气必实，耗其气使和平，故易产。今形肥

———————

①二钱：忠信堂本作"三钱"。

知其气虚，久坐知其不运，而其气愈弱，久坐胞胎因母气不能自运尔，当补其母之气，则儿健而易产。今其有孕至五六个月，遂与达生散十帖，遂得男而甚快。

又云：难产多是气血虚。亦有气血凝滞而不能转运者，亦有八九个月内不能谨欲者。

丹溪束胎丸

至七八个月内服之。

黄芩夏一两，秋七钱，冬五钱，春七钱　白术二两　茯苓七钱五分　陈皮三两，并不见火

上为末，粥丸，梧桐子大。每服三四十丸，白汤下。

又方

第九个月服。

黄芩一两，酒炒焦，怯弱者减半　白术一两　枳壳炒，七钱半　滑石七钱半，小便多者去之

上为末，粥丸，梧桐子大。每三十丸，空心白汤下，多则恐损元气。

刘宗厚按：世俗妇室妊娠鲜有服束胎药者，盖局方、良方诸法，未能尽其妙用者，多辄动娠，故率不敢行。然丹溪先生因系以上三方，以备世俗取择，好生君子之一端也。

密斋云：妇女之怀胎，有膏粱藜藿劳逸苦乐之殊，岂必人人有产难之厄哉。自湖阳公主后，始有瘦胎之论，前此有瘕生者岂无法耶？今之娠妇未有尽服束胎药者，盖生育者，妇人之常，非病也，故不用药耳；惟素有产难之苦者，不得不讲求

其方，以为保生之计。其束胎之方，用各说②不同，如枳壳瘦胎散，及用滑石方，气实多痰者宜用之；达生散，束胎丸，气虚血少有热者宜用之。若不审其虚实，不若不服之，善也。

蕲水朱宅一妇女李氏，尝苦难产，其夫以情叩师求方，且曰形颇壮，性急食少。予思此气滞也，与一方，枳壳、甘草、香附子为主，当归、川芎、白术、陈皮佐之，至八九个月内，每月服三帖，后生三子甚快。

张氏方

临月服之，束胎易产，行气宽膈。

枳壳五两，炒 甘草两半 香附子二两半

上为末，姜汤点服。

难产七因

全著。

一、因安逸。盖妇人怀娠，血以养之，气以护之，宜常行动，使气血周流，胞胎活泼，不可久坐久卧也。今富贵之家，爱惜娠妇，惟恐劳役，任其安逸，久坐久卧，以致气滞而不运，血滞而不流，胎亦沉滞而不转动，故诞弥厥月，而难产矣。试观贫贱之妇，亲执井臼之劳，勤动不倦，生育甚易者，彼何如哉？若是难产者，宜于八九个月常服达生散。

二、因奉养。盖胎之肥瘦，气通于母，母之所嗜，胎之所

---

②说：忠信堂本作"观"，于义见长。

养也。故怀胎之妇，宜节饮食，淡滋味，一切肥甘之味，皆当远之，不惟母无产厄，子亦少病矣。今富贵之家，惑于俗论，谓非辛热则胎不暖，非肥脓③则胎不长，恣食厚味，而不知节，以致胎肥而难产也。试观糟糠之妇，藜藿之肠，何以无产厄哉？是以难产者，宜于八九月间多服瘦胎散及张氏方。

三、因淫欲。盖古者，妇人怀娠之后，即居侧室，不共夫寝者，保养胎气也。今之为夫者，纵欲而不休，为妇者，贪欢而无忌，至七八个月之间，胎形已俱，情欲犹昔，以致败精浊液粘滞胞胎，故临产不利也。何以知之？其子生下，头上有白膜一片，俗呼为戴浆生者是以④，若此者，宜服瘦胎丸加滑石。

四、因忧疑。按：兵法曰，禁祥去疑，恐惑众也。而今人家求子之心既切，保胎之计甚疏，或问命卜，或祷鬼神。殊不知谈其祸福者，惑人之听，信于祈祷者，干鬼神之怒，此等无益之事，适增有娠之忧，心常疑惧，产必艰难也。若此者，必戒卜筮，常使娠妇闻正言、见善事为贵。观不正之女，多产厄者，可以理会。

五、因软弱。如少妇初产者，神气怯弱，子户狭隘，常怀恐怖之心，不任折副之苦，当产之时，腰曲不伸，脚直不开，展转倾侧，儿不得出。又如中年妇人，生育既多，气血亦损，当产之时，气虚血少，生理不遂。若是二者，淹延数日，针药不施，母子获安者鲜矣。

六、因仓皇。娠妇临产，自觉儿身转移，胞浆流溢，腰腹急痛，门户张迫，当是时也，儿欲奔出，母则着力一送，儿便

---

③脓：忠信堂本作"甘"。义长。

④以：通"已"。

下矣。若儿身未转，胞浆未破，腹中阵痛，乍作乍止，当是之时，宽心忍耐，直待如上形状，然后使力可也。有等粗俗稳婆，不认正产弄产⑤，但见腹痛，遽令努力，娠妇无主，只得听从，以致或逆或横，子母殒命，皆仓皇之失也。

七、因虚乏。娠妇当产之时，胞浆已破，着力逼送，视儿欲出之势，或急或缓，顺其势而利之可也。若使儿未欲出，用力太早，及儿欲出，母力已乏，使儿留住产户之间，津液干涩，产有艰难。若是者，可以大补气血催生汤救之。

⑤弄产：病名，指妊娠后期出现胎忽乱动，或有腹痛，但无即将分娩的征象。

卷之十五

育婴方论

谚云：宁医十男子，莫医一妇人；宁医十妇人，莫医一小儿。非以小儿口不能言，脉无可诊，为哑科欤。传曰：如保赤子，心诚求之。虽不中，不远矣。大抵小儿之病有三：一曰禀赋不足，二曰胎毒，三曰乳食所伤。盖禀赋不足者，羸父弱母，精耗血衰，胞胎之气既亏，血肉之躯先损。既生之后，目无精采，啼声不扬，颅解发稀，皮薄肉软，齿久不生，行坐过迟者，皆禀赋不足之病也，宜大补肾地黄丸主之。胎毒者，父饵壮阳之丹，母饮暖宫之药，交接无度，淫火猖狂，饮食不忌，膏粱内变，令儿受之，丹瘤疮疹，惊痫脐风，盘肠内吊之病作矣，宜保婴解毒丸主之。乳食所伤者，小儿肠胃脆薄，乳食过多，难以传化，而父母溺于护爱，惟恐饥乏，凡肥甘生冷与食之，以致宿食成积，久积成癖，而吐泻疟痢，肿胀腹痛，疳虫之病生矣，肥儿丸主之。

小儿肝常有余，病多惊痫，琥珀抱龙丸主之。脾常不足，病多疳痨，集圣丸主之。

八味地黄丸

治禀赋不足，肾气虚弱，骨髓枯竭，囟大头缝不合，体瘦语迟，行步多艰，齿生缓者。

干山药去黑皮　山茱萸酒拌润，蒸软，去核取肉，焙干　熟地黄酒洗，焙干，各五钱　鹿茸蜜涂炙，酒浸炙亦可　川牛膝酒洗，焙，各四钱　牡丹皮去心，净洗　白茯苓去皮，各三钱　泽泻二钱

上锉，焙，研为细末，炼蜜丸，如麻仁大，每服十五丸，或二十五丸，至三十五丸，空心温盐汤下，温酒亦佳。

保婴解毒丸

治胎热，胎惊，胎黄，脐风，丹瘭，疮疹，一切胎毒。

甘草半生以解毒，半熟以温中　黄连去枝梗，解毒泻火，各三钱　黄柏去皮，蜜水炒，泻阴火，二钱　辰砂水飞，镇惊解毒，二钱

共为细末，腊雪水杵和为丸，如芡实大，未周岁者半丸，周岁者一丸，灯心煎汤化下。

肥儿丸

健脾胃，进饮食，消积滞，杀疳虫，补疳痨，长肌肉，乃保婴之第一方也。

人参去芦，三钱　白术坚白者，去芦，五钱　橘红刮净，五钱　白茯苓去皮，四钱　甘草去皮，炙，二钱　青皮四花者，去穰，三钱　缩砂仁二钱五分①　木香二钱五分　山药刮净，五钱　莲肉去皮去心，五钱　使君子去壳，三钱　山楂子蒸取肉，三钱　三奇神曲炒，三钱

共研为极细末，用生荷叶包粳米煮熟，去荷叶，将米杵

————————

①二钱五分：忠信本为"三钱五分"。

烂，以净布扭出，再煮成糊，为丸，如麻仁。每服二十五丸，或三十五丸，至五十丸，陈仓米炒熟，煎汤，不拘时服。

琥珀抱龙丸

抱者，养也。龙者，阳之象也。《易》曰：震为龙，一阳初生，乃少阳之气。震为乙木，内应乎肝。小儿初生，纯阳之体，肝常有余，故立此方。以抱龙名者，所以保养阳气，使不至于暴泄，滋益阴精，令得制乎炎光也。常服祛风化痰，镇心解热，和脾胃，益精神，尤保婴之第一方也。

真琥珀　天竺黄　白檀香细锉　人参去芦　白茯苓去皮，以上五味各一两五钱　粉草去皮节，三两　枳壳水浸润，去穰，面炒黄色　枳实去壳，制，各一两　朱砂水飞，五两　山药去黑皮，一斤，锉碎，慢火炒令黄熟，勿焦　牛胆南星一两　金箔一百个，另筛入药中，和匀

上一十二味，除朱砂、金箔另制，檀香不见火外，九味或晒，或焙，同研为末，和匀。朱砂、金箔每一两重药，取新汲井水一两重，入乳钵内，略杵匀，随手丸如芡实大，约五分重一粒，阴干，晴霁②略晒，日色燥甚则坼裂，宜放当风处，取其自干。百日内儿，每丸作三次，一岁以上者，一丸或二丸，并用薄荷汤化服。痰壅嗽甚，淡姜汤下。感冒风寒，葱汤下。痘疹惊痫搐搦，滚白水下。心悸不安，灯心汤下。中暑迷闷，麦门冬汤下。凡合此药，品味必备，但缺一味，制不依法，即不效也。常用瓦罐收贮，勿令泄气。

---

②晴霁（jì，剂）：晴朗，晴天。霁，雨止。

集圣丸

治小儿疳瘦发热，肚大青筋，头皮光紧，发稀作穗，喜吃泥土，此治疳病之第一方也。

芦荟　五灵脂　夜明砂_{洗净，焙}　缩砂仁　陈皮　青皮_去穗　莪术_煨　木香　使君子_{去壳，煨，各二钱}　黄连_{去皮梗}　干蟾_{炙焦，去足，各三钱}

疳瘦加当归、川芎各二钱。

共为细末，用豮猪③胆二枚，取汁和药，入糕糊丸，麻子大，陈米饮下。

---

③豮猪：阉割过的猪。

卷之十六

幼科医案

山中读《易》，研精宓义。小往大来，福寿均齐。岁月云迈，而无所之。及其出壬，人相扶持。别号通仙，业专于医。江湖逸叟，七十有四。幼科医案，暮年自叙。

胎　疾

嘉靖丁酉八月，英山县郑斗门初八日初生一男，命名廷试，生五日不乳，喷嚏昏睡，请予视之。予曰：此脐风病也，一名马牙风。小儿生后，一腊①之内尤急。斗门惊惧，予曰无妨。乃看其口中上腭有白泡子，如珠大者三四个，取银挖耳刮去之。斗门怜惜之情见于色。去之未尽，次日犹不乳。邻亲金氏老妪闻之，传语斗门，以脐风之害。斗门忧惶，复请予，叩问脐风之病何如？予告之曰：脐风之病，不可治者有三：脐肿腹胀，大小便不通者，名曰锁肚；口紧②不开，不乳不啼，时作搐者，名曰噤风；环口青色，口唇紧撮者，名曰撮口。令郎初病，未至困也。复以手法去其白泡而安。斗门曰：当用何

①一腊：生子七日为一腊。
②紧：忠信堂本作"噤"。义胜。

药？予曰：儿在母腹之中，赖母之血以养之；及其生也，食母之乳，乳亦血所化也。胃气常脆，谷气未生，岂能任其药毒耶？虽有古方，不敢③也。斗门曰：若然，则坐视其死而不救哉？予曰：上工治未病，中工治初病，下工治已病。治未病者，十全八九；治初病者，十救四五；治已病者，十无一生也。斗门曰：治未病者何如？曰：儿初生时，必先浴之，后断其脐。断脐之后，以火灸其断处，脐干未落，常谨视之，勿为儿尿所浸，则自无脐风之病矣。斗门曰：治初病者何如？曰：但见儿喷嚏多啼，少乳者，即视其口中上腭，有白泡子成聚者，急以手法刮去之，以软布拭净其血，则脐风不发矣。斗门曰：治已病者何如？曰：不知以上二法，其泡落入腹中，或为锁肚，或为噤风，或为撮口，虽有神丹，不能救也。斗门谢曰：请详记之，以为育婴之法。

　　隆庆壬申，罗田监生胡正衢次子生两月，病吐乳发热，昏睡不思乳，请予视之。予曰：此伤乳病也。先有一乳母，其乳少，又使一乳母佐之。儿生两月，脾胃尚弱，乳哺易伤。二乳母恐儿之啼，触主之怒，强以乳相继哺之，因此成病。教令损其一日之乳，其病自愈，不必服药。乳母听教，次日果安。

惊　风

　　黄州府同知张，命我县知县朱，差人致书云：本府张二守公子得风疾，苦无良医，闻汝知医且精，转我召汝，汝当星夜速来，是亦济世之端，功名之会也。全奉命，亟往视其病，两腮红，上气喘急，脉浮缓而濡。此因伤食得之，食伤脾，脾虚

---

③不敢：此下忠信堂本有"用"字。

不能养其肺，脾为之母，肺为之子，母子俱虚。两腮红者，虚热也；上气喘急者，肺虚也；脉浮缓而濡，气虚也。时医各以惊风治之，用抱龙丸、牛黄丸、苏合香丸，不效。予告曰：公子不是风病，乃肺虚证也。诸医顾笑。予用阿胶炒成珠，一服二分，煎苏叶乌梅汤化服，三剂而安。张公大喜，厚赐而归，众医各有惭色。

罗田知县朱云阁一女，未周岁，病惊风，召全治之。乃用泻青丸，治惊风之秘方也，何故不效而搐转甚？岂喉中有痰，药末颇粗，顽痰裹药，粘滞不行之故欤？改用煎过作汤，以薄绵纸滤去滓，一服而效。朱公大喜，赐以儒医之匾。

英山县知县吴前洲公子病惊风，差人请全往治之。至则众医聚议，用药无功，吴甚忧惧，而有千金之托。全告曰：公子病可治，勿忧也。乃用导赤散作汤，吞泻青丸，一服而搐止，复进琥珀抱龙丸，调理三日而安，吴公大喜。

罗田县学教谕曾加一子病惊风，先请万石泉治之。庠生也，善医。时予在庠，因往问之，曾留予同医。石泉主小续命汤，子曰：不可用也。肝主风，心主惊④，风火相煽，乃发搐也。续命汤多辛燥之药，恐反助火邪，而病益甚也，不如通圣散效。石泉心服，未尽剂而安。

蕲水县庠生徐淑道一子病惊风，先请张医治之，不效，遣人请余。时病七月矣，发搐无时，痰鸣气急，其势危困。予按治惊之法，先降其痰，次止其搐，后补其虚，一言以蔽之，惟治其火而已。乃用河间凉膈散，改朴硝为马牙硝，煎成汤，入青礞石末，调服之，痰下喘止。随用泻青丸、导赤散，二方相合，作汤服之，而搐止。余热未除，张主小柴胡汤、竹叶汤、

---

④惊：忠信堂本作"火"。义长。

凉惊丸，予不许，乃用四君子汤加炒黑干姜，一服而身凉。祖母萧氏怪而问淑道曰：莫非用芩、连、栀子，令儿身冷耶？淑道应其母曰：所服者参、术、干姜，非芩、连也。萧命其子问予治病之法，后来有病，莫为医所误也。予答曰：大凡小儿肝常有余，脾常不足。肝主风，搐搦气逆，皆属于肝。经云：太过则乘其所胜，而侮所不胜。故肝木旺则乘其脾土，侮其肺金，所以用参、苓补肺，甘、术补脾也。肝胆之火，名龙雷之火，水不能制，寒不能胜⑤，必辛甘之药，从其性而伏之，故用炒干姜之辛热，合人参、甘草之甘温，以泻其火而身凉也。张医闻而惊服，萧命其子从予讲幼科，予尽以其术教之。

罗田县富室胡淑卿一子病惊风，先请甘医治之，甘乃吾姜之兄，授以幼科，其术颇明，用泻青丸不效，复请予至。吾恐其丸剂太缓，作汤加全蝎服之，不效。予思药之不效，不对病也，于是亲视其发惊之状，其子昏睡，醒则大笑一声，复作猫声而后搐也。予曰：怪得泻青丸不效，此非肝病，乃心病也。用导赤散一剂而搐止。淑卿大喜，详问其故。予曰：心属火，笑者火之声也。火生在寅，属虎，猫声者虎之声也。心为君主，不可轻犯，小肠为之府，导赤散以泻小肠之火，则心火自平矣。

又一富室张世鲁子病惊风，迎予往治之。时病已十七日矣，目右视而眨，口右张而动，手足向右掣引，舌上黑苔，势已危急。予谓世鲁之父希贤曰：令孙病剧，宜急取薄荷叶煎浓汤洗其舌，如黑苔去而舌红，则病可治，否则不可治也。洗之黑苔尽去，以泻青汤作大剂服之，口眼俱定，手足不掣，以凉惊丸、至圣保命丹调理十余日而安。

---

⑤胜：忠信堂本作"折"。

又张族一寡妇吴氏，有子周岁，病惊风，大小便不通，请予治之。予用五色三黄丸利其惊热，至圣保命丹定其搐。

县学庠生汪元津一子，年五岁，伤食成疟，疟后发搐，乃脾虚病也，请予治之。予谓元津曰：凡治惊风，必用泻青丸、导赤散，虽良工不能废其绳墨也。今在令郎，必不可用，非予不能理此疾也，愿得女衣一套，与公治之。元津曰：但得小儿安，何止女衣哉。予用调元汤、琥珀抱龙丸服之而搐止，但目不能开，昏昏喜睡，父母忧之。予思脾虚极矣，脾主困，故喜睡，目之上下胞属脾，脾虚故不能开也。仍以调元汤服之，以补其虚，琥珀抱龙丸以安其神。脾喜乐，命平日所与作伴同嬉戏者，环列床前，取鼓钹之器击之，或歌或舞以引之，病儿之目，乍开乍闭，以渐而醒，不喜睡矣。后用肥儿丸调之，儿病既安，竟负前言。

又，伯兄监生汪前川一子，年四岁，七月病惊搐，请医以拿法掐止之；八月连发二次，并以掐法；九月又发，乃遣人来问予。予曰：痰聚成惊，惊久成痫，幼科拿法，即古之按摩法也，病在荣卫者，可以用之，使荣卫之气行，亦发散之意，病在脏腑，则不能去矣。惊久成痫，痰塞心窍之中，不亟治之，必成痫疾，古人所谓五痫者，自此得之。因制一方，以黄连泻心中之邪热为君，枳实、半夏去胸中之积痰为臣，朱砂、寒水石之类坠之，以安其神为佐，甘遂以逐上焦之痰饮，麝香以利窍为使，神曲作糊丸，如龙眼大。每用一丸，用獖猪心一个，刀批开，纳丸于中，缚而煮之，待心熟，取丸和心食之，饮其汤以吞之，名曰断痫丸。凡服猪心五个，再不发矣。

英山县闻宅一子，年六岁，病惊风，请予往治。至则闷死，衣棺具备。予视其形色未变，手足尚温，谓其父母曰：勿哭，吾能活之。与之针涌泉二穴，良久而苏。父母喜而称谢予。予曰：此儿之病，得之伤食，宿食成痰，痰壅作搐，今病虽愈，宿痰未去，恐他日复再作也，当制丸药以除其根，不然神气渐昏，必成痫也。其家不听，谓吾索利，至次年八月，果成痰迷之病，大小便不知，解去其衣，水火不知避，复求予治之。予思其重医之情，因制一方，以黄连、山栀仁泻其浮散之火，牛胆南星、白附子（炮）以去其壅积之痰，茯神、远志、石菖蒲、朱砂以安其神，麝香以利其心窍，用獖猪心中血和神曲糊为丸，如黍米大，灯心煎汤送下，调理半年，不复发矣。又与之灸风池、曲池、三里六穴而安。

蕲水县陈宅一子，年二岁，病惊风，失于调理成痫，半月一发，来求药。予用六一散末，分三包，一包用青黛相和，名安魂散，寅卯时竹叶煎汤下；一包朱砂相和，名宁神散，巳午时灯心煎汤下；一包入轻粉少许，名定魂散，申酉时薄荷煎汤下，调理半年而安。大凡痫病初得之者，十全八九，如遇二三年后者，不可治矣。时医有用吐法者，有用滚痰丸下之者，徒损胃气，百无一效。有制寿星丸治之者，一杯之水，岂能减积薪之火哉。

予婿李中庵，蕲水县之学生也，年九岁时得痫，病则昏仆，口眼俱合，手足不动，喉中无痰，但僵仆如醉人也。予知其心病，乃制一方，用东垣安神丸去地黄，加茯神、远志、石菖蒲以通其心窍，南星、珍珠末、铁花粉以坠其痰，汤浸蒸饼丸，如黍米大，灯心煎汤下，调理一年而愈。

子第四男邦治，七八岁有痫病，发则面先青惨，目定视，口中有痰，如嚼物之状，昏仆一食顷即苏。予教其母，但见⑥青目定时，即以鹅翎探吐其痰，母依吾教，前后吐痰二升许，痫竟不发，如此调理三年而安。大抵痫病皆痰也，虽有五兽之

---

⑥见：此下视履堂本有"面"字。

名，各随其脏，详见钱氏方中。凡得此病，气实者，控涎丹；气虚者，断痫丸。病愈之后，以琥珀抱龙丸调之，未有不安，但年深日久不可治也。

蕲水县金谷山周小应子，半岁，病惊风。迎予往治之。视其昏肿⑦不乳，发搐不休，予曰：搐而不止，止而复发，此不治证也。其家又请张医，张用掐法，掐则目张口动，乃护痛也；捏其乳汁于口中，则吞之有声。旁人窃笑予之不能，而称张之术。予请再视其儿，目斜视，张曰看娘；口张而动，张曰要吃奶。予曰：非也。目斜视者，睹不转睛也；口张而动者，脾绝也；掐而痛不哭者，啼不出声也；吞乳有声者，乳汁如水，下流汨汨，非自吞也。去生远矣，何术之足称耶？半夜儿死，张亦逃去。

麻城县新店童云衢一子，生三月，遍身有疮，一日疮隐而发搐，时予在见素家，因请予视之。曰：但得疮复出，则惊止矣。以泻青丸方与之，加白僵蚕、全蝎，遍身红，搐略止。予曰：皮肉红者，疮必出也，不须服药。云衢求安之心太亟，不信吾言，或用拿法，或服汤剂，疮久不见，又发搐，七日后而儿死。大抵小儿生下三月，变蒸未足，脏腑未实，不宜服药，或不得已而用之，中病即止，不可过也。

黄州府学庠生周小川一女，生周岁，病昏睡不醒，头倾项软，众医议作风痰治之，时有管粮厅通判萧取予在府，小川与予视之。予曰：头者，六阳之合也。头倾项软者，乃阳虚之病也，非风也。主调元散，一服而安，觇者称奇。

---

⑦肿：视履堂本作"睡"。

疳　病

罗田知县朱云阁只有一子，年七岁，甚珍爱之。脾胃虚弱，食多则伤，食少则困，形瘦而黑，常使韩医治之。因其伤食，则与枳术保和丸以消导之；因其困倦，则与参苓白术丸以补之。时补时消，精神日瘁，将成疳矣。予告之曰：公子之脾胃素虚，不能消谷，故食易伤也。伤食而复消导之，则脾益虚，虚而复补，脾未得实，而伤者又至矣，岂良法哉？全进一方，专以补脾为主，内兼消导，名肥儿丸。公视其方，以四君子汤为主，加陈皮、青皮、木香、砂仁、山药、莲肉、使君子肉、神曲、麦芽、山楂肉，共为细末，荷叶包粳米，煮烂，捣为丸，米饮下，命予修制。自此不复伤食，肌肉渐肥矣。

县学教谕许厚举一子，年十四岁，吐血，诸医作痰火治之，不效。生员董万卷荐全，厚举听而请之。全诊其脉，而⑧尺右关皆不足。全告曰：公子之年未及二八，脉当沉紧，今反不足，当作胎禀怯弱之病。全观宗师体厚，何以有此？必夫人有虚病，或乳少得之也。厚翁闻而跃起大笑，呼师母曰：汝当初怀身时多病，生小哥后无乳，密斋之脉神哉！问作何病治之？全曰：十六岁以后病此者曰痨，十五岁以前病者曰疳，疳即痨也。宜用六味地黄丸以补肾，治其胎禀怯弱之病，参苓白术丸补脾，助其生长之气，病自安矣。乃制二药服之，一月而安。厚举称赞之，全之名由此渐著矣。

监生王三峰有子，年二岁，多病，请予治之。予曰：此乳少病也。三峰曰：母乳极多。予不应而遂行。其父竹泉留之

---

⑧而：视履堂本作“两”。

曰：烦公调治，必有厚谢。予曰：若使全治，必作少乳之病，今日乳多，识证不明，不敢医也，愿别求明医以治。力辞而退。时予寄寓三溪书馆中，其夜东郊会川来访，问予数日曾治几病？所得几何？予笑曰：只今早王三峰请去，看其子病，乃疳证也，因乳少得之，彼曰乳多，吾不与治，此儿成疳，可惜不救。会川闻知，亟去。三溪曰：此会川之婿，汝言太甚，故去矣。予曰：必与三峰同来，公等少坐。须臾，会川果与三峰至，谢曰：今早多慢！此儿之病，与吾先在南京所丧之儿病症同，乃疳病也。今闻会川述先生之言，正合吾心，望推犹子之爱，为我治之。予曰：因乳多乳少治法不同，请归验之，明早再议。各散去。次早三峰复至曰：先生之见神妙，及昨夜归问拙荆，拙荆捏其母之乳，果无乳也，昼则嚼饭以哺之，啖以粑果，夜则贮水以饮之，奈何？予曰：欲使换其乳母，则母子认惯，不可换也。若不使有乳妇人养之，则此疾终难治也。不如仍与旧母养之，择一少壮妇人有乳者，夜则相伴，以乳补之，久而惯熟，自然相亲矣。三峰曰：有乳无乳，其法异乎？予曰：有乳之疳，得之伤乳，乃饱病也，宜集圣丸。无乳之疳，得之失乳，乃饥病也，宜肥儿丸。调理一月而安。

监生汪怀江有子，年六岁，病疟久不已，面㿠白，发稀成穗，腹胀，食不作肌肤，乃疳病也。怀江一家凡有病者，诸医用药不效，惟予治之，所活者多，是以留居其家，朝夕甚恭。予重其情，故于此子之病，以养脾丸平其疟，肥儿丸治其疳，调理半月而愈。

蕲水县陆沉港李黄之妻，程浠川之女也，寡而一女，五岁，因伤风寒不愈，变为疟疾，疟止变为泄痢，痢止成疳，肌肉消瘦，饮食减少，日啖莲肉十数枚。其母恐怖，遣人请予往治之。予曰：病名曰疳，形色虽衰，胃气犹存，病可医也。时有江西一医万鼎者，其叔李庄留在其家，学水炼秋石之法，妄谈此病不治。予笑曰：勿患此女之病难治，当患水炼秋石之不成也。乃谓其母曰：坚心服吾之药，勿为浮言所惑，吾去矣，待女病大愈，不负吾功。以集圣丸调理三个月而安，复请予谢之。予至其家，女出拜，貌甚妍。予问万鼎何在？家人答曰：秋石不成，今骗一骡，而远遁矣。

吾县富室胡黑三长孙，一岁，病脑后哑门穴出一毒，如桃大，已溃，白脓不干，请视之。予曰：此无辜疳也，法不能治。或问何谓无辜疳？予曰：《全幼心鉴》云，有妖鸟名雎，一名夜行游女，白昼不出，夜则出飞，此鸟无雄，飞入人家有儿褓衣挂晾未收者，则布毒其上，儿着此即病而死，掠取其魂，化为己子，是名无辜疳，亦传尸之类也。故病则颈上有核，针破之，内有白粉，况项后之疽，又九不治中之一证也，故云难治。时有一老医号邓风子者，以善拿法名，人相慕之。黑三请视其孙，邓曰可治。予曰：久慕先生之名，如治此儿之病，名不虚传。邓曰是不难，乃留。五日后而儿死矣，邓大惭而去。

又乡中一小儿，方二岁，常利下绿水，形瘦如鬼状，医作疳病治之，不效。其父来问，予审其病状，曰：此非疳病，乃胎气所害，名曰魃病者是也。凡人家养子者，勿与怀娠妇人抱之。如胎禀强者，则无此病，胎禀怯弱者，胎气犯之，即成魃病，如客忤之类。若治此病，只补其脾胃，待彼儿生，自然安矣，宜肥儿丸主之。

咳嗽　哮喘

胡元溪，戊子科举人，三十九岁始得一子，时嘉靖丁酉也。辛丑春病嗽，请医张鹏治之，名医也，用葶苈丸，乍止乍作。至夏转作，又请甘大用治之，吾所教者，用五拗汤不效。

或以葶苈，或以五拗，发表攻里，其嗽益加，至百十声不止，面青气促，口鼻血出，势急矣。不请予者，予先补县学廪膳，元溪与胡明睿、蔡惟忠等嫉而害之，不敢请也。至是事急，不得已而占之于筮，得大蹇朋来之辞，于是请予。予以活人为心，不怀旧恨，欣然而往，约以调理两月而愈。元溪曰：何如是之难也？予曰：自春至秋，病已半年，肺为娇脏，治之不易，请勿怀疑，看予调理。乃立一方，用天麦门冬、知母、贝母、桔梗、甘草、苏子、陈皮（去白）、黄芩、栀子仁、白茯苓，连进三剂，咳只二三十声，口鼻血止。元溪心中不安，又请医万绍至。予心怪之，欲留不可，欲去则误此儿之命。观其主方，以二陈汤加防风、百部、杏仁、紫菀、桑白皮。予谓绍曰：肺气已逆，升而不降，吾方抑之，其咳稍定，防风、百部升发之药，似不可用。绍曰：防风、百部乃咳嗽之圣药也。元溪曰：各有秘方，何以阻之？予曰：吾为尔子，岂阻同辈如昔日同类之嫉吾哉？乃摩其子之头云：勿多服药，病再发矣。力辞而归。是日，服其药后，气上逆而咳百十声不止，口鼻血复来。其子呼曰：爷爷送了我命也。其妻邓娘子且怒且骂，元溪心忙，托吾妾母谢罪，恳求予治。予笑曰：各有秘方，吾决不敢夺人之功也。待绍术穷，吾自来矣，不必强也。元溪跪而叩头曰：明书不是，愿⑨勿峻拒。予往其家，邓娘子出拜，谢曰：奴家丈夫不是，望勿记心，治好吾儿，必重报谢。其子手指白金一锭，约重三两，曰：权为利市，望救我命。予恐元溪多疑，愿置一簿，逐日登记病证药方，以为医案。元溪大喜，仍用前方，调理五日而血止。乃取生茅根，捣自然汁，和药服之。血止，只用前方，或加款冬花、杏仁以止其咳，或去黄

---

⑨愿：忠信本作"万"。

芩、栀子仁，加人参、白术以补其脾，或去黄芩、栀子，加阿胶以补其肺，调理二十日而安。元溪问曰：小儿之咳，张、甘二医治之不效，万绍治之反甚，先生治二十日而愈者，何也？予曰：方春之时，多上升之气，肺感风寒，当与发散，葶苈丸乃攻里之剂，肺金本虚，而反泻之，此一逆也。夏天火旺，肺金受克，当用清金泻火之剂，五拗汤乃发散药也，用热犯热，此二逆也。一汗之，一下之，肺金太虚，方秋之时，气应降而不降，万绍反用升发之剂，此三逆也。予用收敛清降之药，以平其浮散之火，火衰于戌，时值九月，故病易已。元溪叹服。

黄冈县省祭许成仁有子，病嗽，痰中带血，医用茅根汤治之，不效。时予在府，请视其子，且叙其所服之药。予曰：此吾家治咳血方也，因胡元溪之子咳血，而立在彼则可，在此则不可。许问其故，予曰：彼病于秋，肺旺时也；此病于春，肺衰时也。彼病气逆上，而口鼻出血；此病气逆而痰中有血也。病既不同，治亦有别。乃用阿胶为君，杏霜、瓜蒌霜、贝母为臣，苏叶、苦梗⑩、甘草为佐⑪，炼蜜作丸，薄荷汤化而服之，效。

致仕县丞胡三溪一女，素有哮病，遇天欲雨则发，发则多痰，服五虎汤、九宝汤即止，不能断根。吾于三溪呼为知己，思欲与之断其根也。一旦得之，盖痰聚而作喘，痰去则止。痰者，水液之浑浊者也。《难经》云：肾主液，液者水所化也。肾为水脏，入心为汗，入肝为泪，入肺为涕，入脾为涎。此肾喘也，乃以六味地黄丸服之，不复发矣。

一富室小儿，先病泻，医以药服之，乃作喘，归咎于医，

---

⑩苦梗："桔梗"之别名。

⑪佐：此下忠信堂本有"共为末"三字。义长。

请予治之。予曰：非医之误，乃冷伤脾作泻，脾传肺作喘。脾为母，肺为子，传其所生也。用陈氏芎蝎散，一服喘止而安。后用此方，治泻后喘者良验。

万石泉，乃宾兰之父也，一女，病久嗽不止，胸高气急，问治于予。予曰：此龟胸病也。胸者，肺之腑也，肺胀则胸骨高起，状如龟壳。吾闻其病，未曾治之，故无方也，或者不可治乎。石泉曰：肺胀者，气实也，当服葶苈丸。予曰：病有新久，证有虚实，嗽久肺虚，再服葶苈泻肺之剂，恐有虚虚之祸。石泉不听，竟以是病卒。

吐 呕

县学教谕熊文材子，二岁，病呕吐，更数医治之，皆不效，药食入口即吐出也。时学中诸友，或嫉予者短之，至是病亟，或与吾厚者荐之，文材差人请，全往告曰：病可治也。文材问用何方？曰：理中汤。文材曰：服多剂矣！不效，奈何？全曰：此在《内经》乃阴盛拒阳之病，寒因热用，热因寒用，伏其用⑫主，先其所因，则效矣。时蔡惟忠在旁，嗾⑬之曰：不必多啖⑭，且看用药何如？予曰：吐止之后，乃见吾能，兄亦不必多谈论也。乃作理中汤一剂，取獖猪胆汁、童便各半杯，和药炒干，煎而服之，吐立止。次日诸友来问，文材曰：神矣哉！药入不吐，其吐止矣。公子称渴，以汤饮之，复作吐。全曰：凡呕家多渴者，胃脘之津液干也，当忍一二时，吐止胃气立，津液生，渴自止矣。可将先药渣再煎服之，仍禁其

---

⑫用：视履堂本作"所"。当是。

⑬嗾（sǒu，叟）：教唆，指使。

⑭啖：据文义当作"谈"。

饮食。半日而安。文材详问：同是理中汤，他医用之不效，先生用之效者，何也？全对曰：公子胃寒而吐，当以热药治之。寒盛于中，投之热药，两情不得，故不效也。今以理中汤为治寒之主，用猪胆汁之苦寒，小便之咸寒为佐，以从其格拒之寒⑮，药下于咽，两寒相得，药入于胃，阴体渐弱⑯，阳性乃发，其始则同，其终则异，故曰：伏其所主，先其所因也。此轩岐之秘旨，启玄子之奥议⑰，张长沙之良法也。文材称善。

嘉靖戊午九月，庠生王民肃季子半岁，病吐，先请医甘大文治之。亦吾之所教者，用理中丸、益黄散服之，不纳，乳入即吐。议请予，大文阻之，民肃暗使人请予往。至则昏睡仰卧而努其身，有作慢风之候。予谓民肃曰：势危矣。取理中末三分，用水一酒钟，煎至半钟，入獖猪胆汁、童小便各一匙在内，搅匀，以茶匙灌之。民肃曰：恐吐。予曰：不妨。初进一匙，少停，再进一匙，又少停，进一匙，命以乳哺之。乳母曰：怕吐。予曰：不妨。吮吸三五口，令其止，儿乃熟睡，一觉而醒，服尽其药，乳不吐，身不努而安。

泄　泻

湖广右布政使孙公淮海，隆庆元年五月有女病泻，诸医治之不效。身热口渴，日渐羸瘦，医作痄泻主治，病益甚。公只一女，忧惧不安，有吏王滨江，黄冈人，知医，因予曾治许成仁子咳血之病有效，乃荐全于公。公亟差人召全，时七月十三日也，全奉命而往。小姐年五岁，公命抱出视之。全告曰：泻

---

⑮寒：忠信堂本作“阳”。

⑯弱：忠信堂本作“消”。

⑰奥议：忠信堂本为“奥义”。

久气虚，津液不足，故发热而渴也。渴饮汤水，多则脾受湿，而泄泻不止，肾益燥，而渴转甚，泻则伤阴，阴虚则发热也。法当专补脾胃，使津液生，而先止其渴，渴止则泻亦止，而热自除矣。不出旬日，小姐大安。公喜，留居公廨书馆中，令其早晚调理之便。全用白术散作大剂煎汤，戒勿饮水，以汤代之，未半日而进两剂。予揣其肺为津液之主，肺金太燥，不能生水，故渴不止，乃加法制天花粉，与葛根同等分，只一服，其夜渴减，泻亦少。十五日，仍用前方，加天花粉，十六日，渴泻俱止。公问：何不用胡黄连、银柴胡以退其热？全告曰：胡黄连、银柴胡苦寒之性，恐伤胃气，不敢用也。只服白术散，其热自除。二十日，身凉而热除矣。公大喜，问全曾读书否，全以实告。公因此加敬，赐之坐，问其病后调理之法，全进参苓白术散方，作丸服之。公尝命全侍饮，卮谈[18]经书子史，律历之学。公文学之名，朝野知之，尤好佛经，见全旁通三教，忘其形迹。全告归，公曰：我先以《礼记》中乡试，后以《书经》中会试，颇有文名。今秋场屋中代巡，取我作两经总裁，我入场，欲留汝在此调理八月，以宽吾爱子之心。全告曰：敢不奉命？公于八月初七日入场屋中，命其义男孙还朝夕相伴。还极聪明，先随公在四川作廉使时，公命学医，尤精于针。十三日，夫人娇爱小姐太过，误与菱啖之。小姐脾胃尚弱，生冷易伤，病喘，面目浮肿，夫人大惊，使还请全，以药治之，幸勿使老爹[19]知也。全使还复命曰：夫人勿忧，有全在此。还问：当用何方？全曰：宜钱氏异功散为主治，加藿香

---

[18]卮（zhī，之）谈：卮，古代盛酒的器皿。不盛酒时，卮空仰，盛满酒则倾斜，没有一成不变的常态，如同说话没有主见或定见。后常用为对自己著作的谦辞。

[19]老爹：忠信堂本作"老爷"。义长。

叶以去脾经之湿，紫苏以去肺经之风，则安矣。还如方，只一服而肿去喘止，还记其方。二十九揭晓后，公出场，见其方，喜谓全曰：此可作一医案。留住至九月初十日，赐全以冠带归。

知县朱云阁只一子，年七岁，嘉靖戊午六月病泻且渴，诸医治之，至七月中旬犹渴泻不止。予被人牵告在省，归，公亟差人召之，全承命而往。公抱其子出，与全视之。全曰：公子大渴不止。公曰：病泻，非病渴也。全曰：泻伤脾胃，津液不足，故渴也。渴饮汤水，浸渍肠胃，故泻不止。勿治其泻，当治其渴，渴止泻自止矣。公问宜且何方？全对曰：白术散。公曰：前医所用，皆是方也，不效奈何？全曰：用法不同。公问有加减不同乎？全曰：无之。

按：本方云，常与服之。常字有义。白术散乃治泻渴之圣方也，安得不效？但医者之药剂小，病者饮水多，药不胜水，故不效也。谓之常者，以药代汤，常与饮之，勿杂以水之谓也。乃作大剂，煎而饮之，未尽剂而渴泻俱止。公由此知全，赐以儒医之匾。

胡三溪一子多疾，托我调理。年三岁病泻，时予在英山教书，三溪尝学医于我，甘大用吾之所教者，二人同议治之，不效。其兄胡元溪谓三溪曰：今有璞玉于此，虽万镒⑳，必使玉人雕琢之。汝一子，不请密斋治之，可乎？三溪始遣人请予。予受其托，义不可辞，星夜来其家，视其子疾，乃伤食泻也。予谓三溪、甘子曰：药贵对病，病贵识证，证之未辨，宜药之不效也。三溪曰：曩㉑与甘子同治泻者，皆公之教，未敢异

---

⑳万镒：万两黄金。镒，古代的重量单位，合二十两。

㉑曩（nǎng）：以往，从前，过去的。

也，然或证有异乎？予曰：吾尝立教，泻有三证：有热泻，粪色黄而渴；有冷泻，粪色青而不渴；有食积泻，粪酸臭而腹痛，或渴或不渴。此子之疾，所下酸臭，乃积泻也。用丁香脾积丸一服而愈。三溪曰：巴豆下积而止泻，何也？本草云：巴豆未泻者能令人泻，已泻者能令人止。积去泻止，自然之理也。

万宾兰，石泉之长子也，以癸未年九月生，次年六月病泻，与吾先子菊轩翁求药治之，随止随发。石泉年三十一始生子，爱子甚笃，来请先子，年七十七岁，不能往，命全往治之。至其门，石泉闻泻甚，仆于地，起书牛，牛字放木凳上云：以牛谢之，就以牛字卜其病。予曰：牛下一横凳，乃生字也。吾到，令郎之病即愈矣。予取陈氏肉豆蔻丸合胃苓丸，车前草煎汤下，只一服而泻止。石泉曰：尝服令尊药，用一粒丹合胃苓丸服之，止而又发，再欲进一服。予曰：小儿肠胃娇弱，不得已而用药，中病即止，不可过也。其泻果止。三日后，身发红斑，状如绵纹，石泉《伤寒活人书》了在心，曰泻后发斑，此与阳明证下之太早，热气乘虚入胃之病同也，宜服化斑汤。只石膏性寒，泻后脾虚，不可用也。予曰：有是病，则投是药，何谓不可，请用之。未尽剂而斑没身凉。

庠生胡凤原，精于医，有子病泻，以理中汤治之，不效，复与吾儿万邦正求药，正以理中丸服之，亦不效，复问予。予曰：长沙著《伤寒正理论》云：伤寒下利，宜理中汤，不止，理中者理中气也，治泻不利小便，非其治也，五苓散主之。令郎之泻不止，何不服五苓散？凤原如其言而果效。

胡逵泉，东郊之长子也，其子年一岁，六月病泻，东郊远出，先请甘大用治之，不效，其母李夫人极贤，遣人请予。予视之，泻下频，并黄白而后重，发热而渴，时天甚暑，皮肤干燥而无汗，发稀成穗。予谓李夫人曰：令郎热泻成疳矣。泻下频并后重者，里热也；粪黄者，脾热之色也；白者，乳汁不化，邪热不杀谷也；口渴，皮肤干燥，发成穗者，津液枯也。乃用四物汤合黄连香薷饮，乳母服之，以解其暑毒。初用四君子汤，调六一散，与儿服之，以解其里热；次用四君子汤合黄芩芍药汤，以止其泻；三用白术散，以止其渴；四用白术散加升麻，以举其下陷之气；五用白术散加乌梅肉，以收其滑泻之气，皆不效。李夫人托人问之，予曰：五法不中病，术将穷矣。只有一法，此儿有福，必无虑矣。乃以黄连、木香、诃子、肉豆蔻、干蟾、使君子肉、砂仁等分为末，粟米糊丸，陈仓米炒热，煎汤下，调理三日，满头出热疮及小疖，身有微汗，渴泻俱止。李夫人谢曰：吾儿得活，先生再造之恩也。

吾子邦正，辛卯年闰六月生，壬辰年六月病泻，时予遭蹶，出外教书，妻兄甘大用学小儿科于我，以药治之不效，加以大热而渴，亟报予归。问其所用何药，甘曰：理中丸。吾知其犯时禁也，乃制玉露散，澄水调服而愈。

嘉靖癸巳年六月，邑中有屠家徐姓者，子周岁半，病泻，请甘医之不效，大热大渴，烦躁不安，甘强予往视之。予问曰：向服何药？甘曰：玉露散，初服泻已止，因热未除，再与服之，又泻，至今五日，病益甚。予教可用理中汤加熟附子治之。如服药后，越加烦躁，再进一剂即效。若不烦躁，不可治也。予归半月后，甘携三牲酒来吾家，供献药王毕，命其妹设酒，请吾上坐，举酒跪而劝。吾问何故？甘拜曰：祀药王，乃问前年祖保（正乳名也）病泻，用理中丸不效，师教以玉露散止之；今徐家子病泻，用玉露散不效，师教以理中汤加附子止之，何也？予曰：理中丸之止泻，补中气之药也。玉露散之止泻，解暑毒之药也。前年祖保病，汝用理中汤是也，中病即止，不可再服。因汝用之太过，犯时禁也，经云：用热远热，故以玉露散解之。今徐家儿病，汝用玉露散亦是也，中病即止，不可再服。因汝用之太过，犯脏禁也，脾喜温而恶寒，故

以理中汤加附子救之。甘曰：如此则理中汤、玉露散，皆不可
用也？予曰：理中、玉露正治暑泻之药，当观其证何如。若泻
而渴者，里有热也，先用玉露散煎服，以解其热，渴止即用理
中丸以补其中。泻而不渴者，里有寒也，先用理中丸以温其
中，即用玉露散、五苓散煎汤调服，以解其热，利小便也。甘
曰：师谓服理中汤后，加烦躁者可治，不烦躁者不可治，何
也？曰：夏至后一阴生，坤乃六月之卦。《易》曰：坤为腹，
阴在内而阳在外。坤属土，土爱暖而不爱寒。玉露散虽治暑泻
之药，其性寒，服之太过，脾土受伤，阴盛于内，阳脱于外。
前日徐家儿病，吾见其面赤目张，口开唇燥，大热大渴，此阳
脱病也，故用理中汤加熟附子，以补其中气，扶阳而抑阴也。
如服药之后，不加烦躁者，则脾为死阴，不可救也。必加烦
躁，则阴胜阳，胃气犹存，争药不敌病，故再进一服，则阳胜
阴退而安。

　　胡汴一子，夏月病泻，医用理中以理中气，五苓以利小
便，豆蔻丸以止泻，皆不效，请予治之。吾见发热昏睡，肠鸣
而利，水谷不化，曰：此伤风泄泻也。《经》曰：春伤于风，
夏生飧泄。飧泄者，谓水谷不化也。初病时，宜且黄芩芍药汤
加羌活、防风发散之。今病久，中气弱矣，用建中汤加白术、
茯苓服之，三剂而安。

　　邑市中一小儿，未周岁，七月病泻，诸医不效，请予视
之。曰：面娇唇鲜，不可治也。钱氏云：泻不定，精神好者，
死。其家不信，请巫禳之，数日死。

痢　疾

　　郧阳抚治都御史孙公淮海女病痢，时隆庆戊辰七月也，承
差王嘉宾驰驿来召全，全奉命往，自罗田至郧凡五昼夜。公闻

全至，亟召入，见之大喜，曰：吾女自五月病痢起，至今未安，荆州、襄阳、德安、郧阳共四府医官治之，今得汝来，吾无忧矣。全曰：先在湖广，仗台下小姐之福，幸而中病，安得徼天功以自夸耶？小姐万福，痢不足忧。乃以河间黄芩芍药汤加人参服之，五日而安。公谓全曰：那四个医官，吾问他：养其血而痢自止，调其气而后重自除，当用何方？彼皆不应。今见汝所用者，正此方也，果效。公于政暇时尝语全曰：小姐去年五月病泻，赖汝调理，今年五月病痢，又赖汝治效，吾想小姐两年之病，都自五月得之，非泻则痢，此何故也？全曰：脾虚故也。娇惜太过，饮食伤脾。脾者，阴中之至阴也，属己土。夏至一阴生，离卦主夏纳己，一阴初生，阴土尚弱柔，加以饮食之伤，故有病常在五月为泻痢也。公曰：烦汝立一方调治，勿使他年再病，可也？全曰：诺。乃以参苓白术散方去扁豆、桔梗，加陈皮、青皮、木香、砂仁、使君子、神曲、粳米粉、荷叶，水煮糊为丸服之，自此大安，至今不复泻矣。

知县张鼎石公子生九个月，病红痢，请全治之。曰：此伤热乳病也。公曰：当服何药？全曰：子母双调，乳母宜服四物合黄连解毒汤，儿宜服香连丸。七日而愈。

汪四竹之子媳，周柳溪之女也，病疟且痢，下白脓，治更数医，半年不愈，请吾治之。用小柴胡汤合桂枝汤，加当归、陈皮，服二十余剂而疟愈。随以黄芩芍药汤加人参治其痢，不效。予曰：药不对病，待吾思之。悟曰：此病得之内伤，名为白蛊。乃用升阳胜湿防风汤，只一剂而安，众惊服曰：神哉！

祝道山之长子，年七岁，病久痢不已，求治于予，予为制丸剂治之。丸者缓也，以治久病也。用钱氏异功散合香连丸为主，加猪苓、泽泻、车前子以利其小便，神曲、麦芽以消其积滞、诃子、肉豆蔻、炒干姜以止其痢，合之曰和中丸，约二两许，服之未尽而痢止。此为家秘，治久痢不止方也。

汪望江年六十生一子，年三岁，病痢。先请甘医下之太过，脾胃受伤，中气下陷，泻痢频并。又请张鹏以豆蔻香连丸并粟壳等止之，痢甚，后重而少物也。请予治之。予曰：老年之子，胎禀已弱，痢宜下之，此通因通用之法，因人而施，不可过也。中气下陷，法当举之。陈莝未尽，劫涩之方亦不可用也。乃以钱氏异功散，加木香、黄连、当归、白芍药、山药、连肉㉒，神曲作糊为丸，服之，十日后痢止。元气未复也，只用前药调之。谢予归后，遇往武当进香者杨大明、陈德荣来辞望江，望江先因子病，有托二人便带香疏之愿，二人向其病何如？望江曰：请万密斋治好也。二人曰：我有阿魏，治痢甚效。望江即求五分，作丸五粒，与子服之。予复至其家，望江以告。予曰：阿魏性热㉓，有大毒，耗人元气，虚弱之人不可服也。望江曰：今早服一丸，饭后服一丸，服药后熟睡未醒。予曰：痢止矣，何必服药。此药太峻，神气被伤，恐非正睡也，试请呼之。望江命其母呼之不应，推之不知，急请予入房视㉔，白睛张露，气已绝矣，望江大恸。详记于此，以为轻妄用药之戒。

疟 疾

知县林乐田只一女，年七岁，习男装，官出则送至门内，拱候升轿，官入则拱俟于门内，公笃爱之。一旦病疟，三月一发，医以药截之不效，神倦形弱，乃召全治之。全曰：脾胃虚矣，法当补之。公曰：疟之不绝，何谓补脾？全曰：治疟有三

㉒连肉：忠信堂本作"莲肉"。
㉓热：视履堂本作"烈"，义长。
㉔视：此下忠信堂本有"之"字。

法。初得之，邪气尚浅，正气未伤，宜急截之，不可养邪以害其正。中则邪气渐深，正气渐衰，宜先补正气，而后截之，不可常截，使正气益衰而邪之独强也。末则正气衰甚，邪气独存，宜补其正气，使正气复，则邪气自退也。公曰：善。命全制药，全以平疟养脾丸调理一月而愈，仍禁其鸡鱼生冷。

蕲水县团陂王桂屏之子病疟，三日一发，请予治之。予用胃苓丸合小柴胡汤方，作丸服之。初三日一发，又间日一发，后一日一发；初于午后发，渐移于辰时发。桂屏问曰：连日服药，疟疾转发急者，何也？予告曰：此疟将退之渐也。盖疟疾三日一发者，邪气深，难已；一日一发者，邪气浅，易愈。午后疟者，邪在阴分，难已；午前疟者，邪在阳分，易愈。今令郎之疟，自三日移作一日，自阴分移至阳分，故云将退之渐也。时有麻城丁医生来，闻吾之论，笑曰：那有许多议论，吾有秘方，治疟如神。桂屏急欲其子之安，求药治之。予不知其所用者是丸是散也，自此依旧三日一发，发以酉时至次日巳时后始退。予见病辞归，桂屏留之甚坚。予曰：令郎病将愈，是丁先生一个秘方，又劳我重费一番力，前功落水矣。桂屏亦埋怨丁，丁惭而去，予留一月，调理而安。

肿　病

万邦瑞一女，年十四年，病肿。寅至午，上半身肿；午至戌，下半身肿；亥子丑三时，上下肿尽消，惟阴肿，溺不得出。诸医不识其病，邦瑞不轻用药，请予治之。予曰：此肾肝二经病也。肾者，水脏也，亥子丑三时，水旺之时也。肝属木，肾之子也，水生于亥，子丑二时，肝胆气行之时也；足厥阴肝经之脉，环于阴器，故当其气行之时，阴肿而溺不得出也。水在身中，随气上下，午时以前，气行于上也，故上半身肿,午时以后,气行于下也,故下半身肿,此病源也。五苓散,泻水之药也。经曰:诸湿肿满,皆属脾土。平胃散,燥湿之药也。故以二方相为主,名胃苓汤,加生姜皮之辛热,助桂枝、陈皮以散肝经之邪,茯苓皮之甘淡,助猪苓、泽泻以渗泄肾经之邪,防己之通行十二经,以散流肿上下之邪也。服十余剂而愈。

旧县张宅一子,疟后病肿。求予治之。予曰:此脾虚肿也。与之胃苓丸,用长流水煎灯心送下。教以每日午时前后,天气和暖,烧温水,于避风处洗儿。洗毕,床上被覆睡一时,令有微汗甚佳。此水渍法也。《经》曰:渍形以为汗。调理半月而平复如常。

胀 病

汪元津幼子病腹胀,按之甚坚,食渐少。元津之婿胡正衢与吾之婿李中庵,两亲家也,因此私亲,请予治之。予曰:此伤食病也。以胃苓丸调理而愈。

发 热

义官黄学仪有子,病热不退,请先翁调理,约以热退厚谢。一日先翁归不乐,全问其故,翁曰:黄家小儿热,今医七八日不效,是以不乐。全问其状,翁曰:日夜发热,小便赤,大便难。全曰:父用何药治之?翁曰:先服胃苓丸,今服凉惊丸。全曰:不效。翁问全曰:汝能治此病否?全对曰:能之。此名风热,乃肝病也,宜用泻青丸,热即退矣。翁以是言告黄公,黄公同来请全,往视之,真肝病也,遂用泻青丸治之,五日而愈。父喜谓吾母曰:曩教儿读书,尔说我不教儿学医,吾曰医出于儒，尔不信，吾有子矣。

一染铺余姓者有子，病热，诸医汗之、下之、和解之，皆不效，请予视之。曰：此虚热也。用调元汤加炒干姜，未尽剂而热除。

吾之长男万邦忠，先翁年八十始见此孙，笃爱之。幼多疾，一日病疟后，潮热，日瘦一日，先父母忧之。全告之曰：此疳热也。用小柴胡汤加鳖甲、当归、川芎、陈皮、青皮为丸，服之愈。

腹　痛

王小亭之子，胡三溪之婿也，尝病腹痛，乃虫痛也，托予治之。予用安虫丸，取下一虫，长一尺，大如拇指，引而伸之，约长丈余，其形如线，以火焚之。后又胃脘当心而痛，予以草豆蔻丸治之不效，心窃怪之，是何痛也，以吾治之，三日不愈。乃以手按而摸之，问其痛在何处，手不可近，因悟曰：上焦如雾，有气而无物也。经云浊气在上，则生䐜胀者是也。若痰饮，若宿食，若瘀血，停在胃脘，当心而痛者，此物而非气也。凡痛，手可按者，虚痛也；手不可按者，实痛也。气之为痛，有实有虚；物之为痛，有实而无虚也。今痛在胸中，手不可按，非食则痰，乃实痛也。以小陷胸汤内取黄连、枳实、半夏，控涎丹方内取甘遂、白芥子，加大黄、黑牵牛，神曲作糊为丸，如萝卜子大，姜汤下二十一丸。其痛在下脘，又进十四丸，痛下小腹，又进七丸，利下黄涎半碗而安。

胡滂，少丧父母，伯母萧氏养之，尝病腹痛，伯父胡泮西请予视之，乃虫痛也。泮西曰：何以辨之？曰：凡腹痛一向不止，乃积痛也。乍发乍止，腹中成聚，口吐涎水者，虫痛也。用苦楝根白皮煎浓汤，送下雄黄解毒丸。取一虫，如指长，如婴儿形。伯父母怪之，以铁钳夹定，请予问之，是何虫也？予曰：此三传痨虫也。初起于父，再传其母，三传其子。今取下矣，此子之福也。因命一婢，夹定送至河中，火焚之。其婢受烟气一口，病瘵而卒，自此断根。

户房吏闻安，麻城人，有子病虫痛，先翁尝用雄黄解毒丸，苦楝根煎汤下，未见有虫，腹痛不止，先翁命全与治之。全思此虫有神，如二竖藏于膏肓之中，针药之所不能治也。默思一法，此食积所化也，宿食成积，积久成虫，食积之虫，所嗜者味也，乃问此儿平生爱吃何物，其母答曰：喜吃煎炒。于是择上旬破日㉕，暗煎苦楝根汤，勿令儿知，用清油煎鸡卵作饼，十分香美，儿欲食之，故迟不与，以少许啖之，喉中涎出，即取苦楝根汤，送下雄黄解毒丸，服药下咽，以卵饼与之，似不爱矣，半日后大泄，取下黑虫如蝌蚪子者约半盆，盆中旋走，以火焚之，自此腹不痛矣。

啼 哭

知县张鼎石在任生一公子，少乳，求有乳妇人为乳母，年未一周，病啼哭，昼夜不止。幼科甘大用阴结乳母，钻求进用，至是召入视之。初称腹痛，用理中丸不止，又称伤食，用益黄散不止，鼎石想起全名，急差人请去。抱公子出，全观其形色，曰：公子腮颊目赤，乃心烦啼哭也。公曰：腹痛。予曰：腹痛者面青。公曰：伤食。予曰：伤食者面黄。此心中有热，烦而啼也。用导赤散加黄连、麦门冬，灯心煎服之。次日早，公差人促全入衙，面语全曰：昨夜哭更多，何也？全曰：

㉕破日：旧历书中不吉利的日子。

病安矣。公曰：病安何以哭不止？全告曰：公子啼哭，三日夜不乳，昨夜热退心凉，欲得乳，而乳母在外，故知往夜之哭，病哭也，昨夜之哭，饥哭也。公笑曰：果然。乳母五更到，哭即止矣。萧敬吾闻之，问予曰：先生何料之审耶？予曰：识证既明，用药且当，料之审矣。

胡三溪之子，年一岁半，日入后，忽然大哭不止，时七月七夕也。三溪设酒，请予露坐庭中，共庆牛女之会。汪娘子见儿哭不止，请全入视之。曰：无病。须臾又请入，问曰：哭久不止，必有病痛。吾细察之，无病。饮未数杯，汪不命酒出，使人责其夫，微言侵我。三溪强予再入，仔细察之，果非病也。无病而哭，必心中有所欲而不能言，谓之拗哭。乃问此儿今日所喜弄者何物也？乳母答曰：马鞭子。亟命取至，乃笑而持之，击其乳母，不复哭矣。吾谓三溪曰：令正娘子见儿哭不止，说了许多闲话，今喜哭止，必须盛馔痛饮一醉可也。再设酒，饮至半夜而止。次早三溪以此言语人，人皆曰密斋心聪。或有据乎？因问之。予曰：有此一条，小儿害相思病医案也。触类而得，诚有据也。

汪玉虹生子三日，啼哭不止。亟请予去。谓玉虹曰：必断脐失谨，风冷之气入于脐中，腹痛而哭也。玉虹曰：我亦如此想。乃取蕲艾炒热，捣如绵，再烘令热，以封其脐，冷则易之，凡三易而哭止。

汪怀江生子二月，夜啼不止，请予治之。予曰：此肝热也。以泻青丸，竹叶汤入砂糖少许，调服而安。

卵　肿

朱云阁公子病卵肿，逾年不消，成癫疝矣。尝与全议其病，全告曰：足厥阴肝经之脉，环于阴器，肝之志为怒，小儿性急多哭者，常有此病，一名气卵，常见人病此者，不废生育，与寿无干。公又曰：有治法，此病亦可治乎？全告曰：有治，但勿求速效可也。公曰：病既有治，虽一年有效，何如？全制一方，用川楝子肉、小茴香_炒、青皮_{不去瓤}、山茱萸肉、山楂、木香、当归、川芎、海藻、三棱、莪术_{二味用黑牵牛同炒，去牛不用}，共为末，神曲糊为丸，温酒下。更灸脐旁穴，而肿消矣。

知县梁大公子，年七岁。常有疝气病，发则右边卵肿，上贯小腹，下连睾丸，约长五寸，大如杵，坚紧苦痛，大小便难。一旦病发，公谓全曰：闻汝幼科甚精，烦为小儿治之。全曰：诺。乃制一方，用当归梢、青皮_{不去瓤}、川芎、山栀仁、木通、木香、川楝子肉、小茴香、甘草梢、猪苓、桂、附，与医生韩凤岐取药，合服之，二剂而安。

结　核

蕲水县庠生朱震三长子，年五岁，病结喉下生一核，大如李，两旁有小核相连者二三核，托予婿李中庵求药。予制一方，用东垣凉膈散方去甘草，加龙胆草、玄参、贝母、海藻、麦芽粉，共为末，神曲作糊为丸，如弹子大，每服一丸，研细，温酒调服，七日而安矣。予用此方治活儿甚多。

团风镇帅碧泉有子，额下一结核大如李，误听俗医之言能去之，贴以药。一日，丘长史定斋至其家，见之，谓碧泉曰：若是结核，不必治也，久则自消。碧泉不实，告谬曰：热疬也。自后核肿溃烂，横亘额下，请予去，其子口张，脾已败也，终不可治。

监生王思泉有子，年五岁，耳后出结核二枚，求予治之。予曰：此有二证，无辜疳核不可治，结核不必治也。王子不听吾言，必请他医治之，妄用纵横内消之毒剂，核不少减，胃气乃伤而无㉖。

予记此二条，以为轻妄用药之戒。

虫疥

吾长孙，乃邦孝之子，生下遍身生虫疥。予制一方，用乌梢蛇酒浸，去皮骨，取净肉，焙干，一钱，苦参酒浸，切，晒干，取末，一钱半，白蒺藜炒，去刺，一钱半，三味为末，酒糊丸，如粟米大，每服十五丸，竹叶煎汤下，虫疥灭迹不复发矣。

邑中有一小儿，身生虫疥，医用药搽之，疮尽没，腹胀而喘，求药于予。曰：幸未发搐，尚可治也。乃与雄黄解毒丸，竹叶、灯心煎汤下，利黄涎，疮出而安。或问予曰：虫疥不可搽乎？予曰：虫疥者，胎毒也，宜用解毒之药，使毒散于外，不可妄用搽药逼之，使反于内也。搽疮之药必用砒硫水银，以杀其虫，药毒之气乘虚入里，误儿性命，切宜慎之。

口疮

一小儿舌上生疮。口唇破裂，吮乳不得，日夜啼哭，求药于予。予用洗心散，入竹叶煎服，以解其里热，外用柏连散擦之，效。

予一小孙无父，年周岁半，生走马疳疮。吾制一方，用尿桶白垢刮下，新瓦上炭火烧过，五分，五倍子壳内虫灰焙，二分半，鼠妇焙干，二分半，枯白矾一分，共为细末，擦之即愈。

㉖无：此下视履堂本有"救矣"二字。